中医名家

治疗抑郁症经验集萃

主编　孟宪军　王姝

中国健康传媒集团
中国医药科技出版社

内 容 提 要

　　本书总结了 32 位近现代中医名家运用针灸、经方等中医手法治疗抑郁症的临证经验，以名家取穴、选方、论治为纲，从名家简介、名家识病、治疗经验、验案举隅等方面进行整理与分析。本书可为一线中医临床医生对抑郁症的治疗提供思路与指导，提高以经方、针灸为主的中医疗法治疗抑郁症的疗效，充分发挥中医治疗抑郁症及精神类疾病的优势，亦更好地实现对于中医药宝贵经验的传承与发展。本书适合中医临床及科研工作者，中医药高校师生，广大抑郁症患者及家属参考阅读。

图书在版编目（CIP）数据

　　中医名家治疗抑郁症经验集萃 / 孟宪军，王姝主编 . — 北京：中国医药科技出版社，2021.3
　　ISBN 978-7-5214-2360-0

　　Ⅰ . ①中… 　Ⅱ . ①孟… ②王… 　Ⅲ . ①抑郁症－中医治疗法
Ⅳ . ① R277.794

　　中国版本图书馆 CIP 数据核字（2021）第 039298 号

美术编辑 　陈君杞
版式设计 　也　在

出版　**中国健康传媒集团** | 中国医药科技出版社
地址　北京市海淀区文慧园北路甲 22 号
邮编　100082
电话　发行：010-62227427　　邮购：010-62236938
网址　www.cmstp.com
规格　710 × 1000 mm $^{1}/_{16}$
印张　10
字数　158 千字
版次　2021 年 3 月第 1 版
印次　2024 年 1 月第 3 次印刷
印刷　三河市万龙印装有限公司
经销　全国各地新华书店
书号　ISBN 978-7-5214-2360-0
定价　36.00 元

获取新书信息、投稿、为图书纠错，请扫码联系我们。

编委会

序言

　　中医药生存之基础在于临床疗效，中医学发展之关键在于传承创新。传承优秀中医名家的学术思想和治疗经验，对于提高临床疗效、传承创新中医学术有重要意义。

　　《中医名家治疗抑郁症经验集萃》，将 30 余位中医名家运用经方及针灸治疗精神抑郁症的临证思路和经验荟萃于一书，相当于 30 余位名家汇聚一堂，对该病症进行会诊。这不仅对一线中医师从临床治疗上有重要指导价值，而且就学术创新和文献研究角度而言，其意义亦不可小觑。书中从名医简介、学术思想、临床经验、典型病案等方面进行整理、研究与评按，内容翔实，学术性强。

　　多年前，世界卫生组织曾说，当代给人类造成沉重负担的疾病，排在前三位的分别是心脑血管病、恶性肿瘤和精神抑郁症，并预言到 2020 年精神抑郁症将上升为第二位，2030 年上升为首位。现在已经是 2021 年，精神抑郁症已经上升为给人类造成沉重负担的第二位疾病，抑郁症的诊疗及防治也刻不容缓。

　　厦门大学孟宪军联合山西省人民医院王姝、山西中医药大学郝重耀，三位专家兼顾科研临床之余，深感精神抑郁症的治疗一直困扰着临床医生，故撷英咀华，博采众长，总结研究全国中医名家治疗此病症的学术思想和临证经验，为临床医生治疗抑郁症等精神类疾病提供思路与方法，对发挥中医治疗此类疾病的优势、传承与发展中医学术，有着重要价值。

　　值本书即将出版之际，欣然为之序。

郝万山（北京中医药大学）

2021 年 3 月春分日

前言

　　抑郁症是一种以持续抑郁、自卑、无助和焦虑为特征的情感障碍性疾病，存在患病率高和反复发作的特点。据世界卫生组织统计，全球有超过 3.5 亿抑郁症患者，近十年来患者增速约 18%。重度抑郁症患者呈现高自杀率的特点，抑郁症已经成为世界范围内危害人类健康的最主要原因之一。目前抑郁症临床治疗以抗抑郁药物为主。由于大多数抗抑郁药起效慢，疗效低，且至少有三分之一的患者未达到治疗效果，因此我们希望回归中医临床，通过总结中医名家关于抑郁症的见解及治疗方法，为各位同仁治疗此病提供经验及思考。

　　本书共总结了 32 位近现代中医名家治疗抑郁症的临证经验，从名家识病、治疗经验、验案举隅等方面进行总结概括。本书主要搜集以针灸或经方等手法为主治疗抑郁症的中医疗法。关于抑郁症，在中医典籍中未明确此病名，对应到中医古籍，当包括"郁证""脏躁""百合病"等病证。自《黄帝内经》始，历代经典中对本病的病因、病机论述颇多。郁证病因总属七情所伤、情志不畅，其主要病位在肝，其次涉及心、脾。《素问·本病论》载："人或恚怒，气逆上而不下，即伤肝也。"《丹溪心法》："气血冲和，万病不生，一有怫郁，诸病生焉。"正常情志活动依赖气机升降出入运动的通畅。王冰说"气和则神安"，当气、血、痰、火、食、湿内郁，可扰乱脏腑经络气机，影响神机出入，致五神不宁。陈无择称"郁不离七情"，认为郁证能扰乱神府，发生情志病变。现代医家在治法上重视体针、电针、腹针等疗法，这些疗法在临床上都发挥着独特的作用；更有使用四逆散或柴胡桂枝加龙骨牡蛎汤等一系列少阳类方剂，因《伤寒论》"往来寒热，胸胁苦满，嘿嘿不欲饮食"中的"嘿嘿不欲饮食"与抑郁症的典型症状极为相似，此为选用少阳类方剂的来源。

由于篇幅所限，本书未能更详尽地列举各位医家治疗抑郁症的学术思想及临床经验；由于编者团队学识和经验有限，难免有不当之处，欢迎各位同仁指正！

孟宪军　王姝

2020 年 6 月

目 录

名家取穴

程立红重用"四关穴"治疗抑郁症经验

名家简介：程立红教授为江西中医药大学教授、研究生导师，从事针灸教学及临床 40 余年，学验俱丰。发表专业论文近 30 篇；主持或主研省厅级以上科研课题 10 余项。在长期的临床实践中，对针灸治疗抑郁症有独到的见解。

一、名家识病

1. 重视气血理论和气机调畅

郁证的主要病因为情志所伤。肝主疏泄，调畅气机、调畅情志，故郁证的发病与肝的关系最为密切。肝失疏泄、脾失健运、心失所养、脏腑阴阳气血失调是郁证的主要病机。本病始于肝失疏泄，故以气机郁滞不畅为先。程立红教授认为抑郁症主要是气血运行不畅所导致，其中尤以气机失调为主要原因。正如《医方论·越鞠丸》方解中说："凡郁病必先气病，气得疏通，郁于何有"；《丹溪心法·六郁》曰："气血冲和，万病不生，一有怫郁，诸病生焉。故人身诸病，多生于郁"；《证治汇补·郁证》曰："郁病虽多，皆因气不周流，法当顺气为先"。郁证的产生，主要为气机失调所致。如果气机调畅，则不会发生疾病；反之，则各病丛生。

2. 重用四关穴

合谷、太冲合称为"四关"穴，《针灸大成》曰："四关者，太冲、合谷是也"。合谷为大肠经原穴，为阳，可祛风解表、清泻热邪、通经活络、调理肠胃、镇静息风、调经催产；手阳明大肠经为多气多血之经，主气。太冲为肝经输穴、原穴，为阴，可镇静息风、疏肝理气、补益肝肾、通经活络、疏肝和胃、清肝泄热；足厥阴肝经为多血少气之经，肝藏血，主血。《素问·调经论》曰："人之所有者，血与气耳。"气血为人之根本，互根互用，气为血之帅，血为气之母，气行则血行，气滞则血瘀。合谷能调理气中之血，太冲能调理血中之气，两者一上一下，一阴一阳，一气一血，可调和气血、疏肝解郁、安神定志、调畅气机。气血调和则诸病自愈，故四关穴对脏腑气血功能失调所导致的疾病有明显的调节作用。郁证的主要病机为脏腑气血功能失调，故开四关对郁证的治疗有明显的效果。

3. 重用调神安神之穴

程立红教授认为本病的另一个病机为神机失养，故其针灸治法重用调神安神之穴，常选用百会、四神聪、印堂穴。百会归属督脉，为手足三阳经与督脉之所会，督脉并脊入脑，脑为髓之海，故百会能安神醒脑、宁神定志，用于治疗神志病证。四神聪位于颠顶，内应大脑，善调元神之气机而调神治神，有健脑调神、醒脑开窍之功。印堂位于督脉上，故能通督而镇静安神。三穴合用可调神安神。

4. 重视心理疏导

程立红教授非常重视抑郁症患者的心理疏导，正如《临证指南医案·郁》所述："郁证全在病者能移情易性"。程立红教授经常鼓励患者多参与工作，融入社会，培养自己的兴趣爱好，转移注意力。

二、治疗经验

经过多年的针灸临床与观察，程立红教授发现针灸治疗抑郁症可取得良好的治疗效果，并且无副作用，逐渐形成了自己的选穴经验。其常选用的穴位为百会、四神聪、印堂、太阳、头维、翳风、膻中、曲池、外关、合谷、足三里、三阴交、太冲，因病症不同而加减。百会、四神聪、印堂可调神安神；太阳、头维、翳风可疏通头部气血；膻中为气会，可宽胸理气；曲池可镇静息风；外关通阳维脉，可宁心安神；足三里可镇静安神、调理脾胃；三阴交为足三阴经交会穴，可健脾疏肝益肾、宁心安神，合谷、太冲可调和气血、镇静安神。选用这些穴位可调和气血、安神宁神，达到治疗抑郁症的目的。

三、验案举隅

患者余某，女，48 岁，于 2016 年 6 月 14 日就诊。患者 1 年前因家庭琐事争吵后而出现情绪低落、心情抑郁、失眠，伴有胸闷、心慌、胃部不适、纳少。西医诊断为抑郁症，口服抗抑郁药后症状稍有改善，后因副作用大而停药。苔白，脉弦。中医诊断：郁证（肝气郁结）；西医诊断：抑郁症。针灸治疗：针刺百会、四神聪、印堂、太阳、翳风、膻中、合谷、足三里、三阴交、太冲，艾灸百会。每次留针 45 分钟，10 天为 1 个疗程。并鼓励患者积极外出融入社会，培养自己的兴趣爱好，转移注意力。治疗 2 个疗程后，情绪低落、失眠、胸闷等症状较前明显减轻。

摘自《实用中西医结合临床》2016 年 12 月第 16 卷第 12 期

～❦ 按 语 ❦～

随着现代生活节奏的不断加快，人们的生活压力越来越大，抑郁症的发病率也越来越高。目前，西药的治疗效果较明显，但多具有依赖性，长期服用后副作用大，而针灸治疗抑郁症因副作用少、疗效明显被广泛接受。程立红教授治疗抑郁症重视气血理论和气机调畅，重用四关穴及调神安神之穴，并重视心理疏导，取得较好疗效。

谷世喆"七神针"治疗抑郁症经验

名家简介：谷世喆教授系全国第四批国家级名老中医，原北京中医药大学针灸推拿系主任，中国针灸学会砭石与刮痧专业委员会副主任委员；新加坡中华医学会学术顾问；英国伦敦中医学院名誉教授。谷世喆教授从事针灸教学、科研、临床40余年，具有丰富的临床经验，尤擅长针药结合治疗精神情志类疾病。

一、名家识病

抑郁症是临床常见的精神疾病，治疗效果不佳，且易反复。随着生活节奏加快，抑郁症患者患病率呈现上升趋势。中医认为抑郁症属于郁病，《金匮要略·妇人杂病脉证并治》记载了属于郁病的脏躁及梅核气两种病证，并观察到这两种病证多发于女性，提出的"甘麦大枣汤、半夏厚朴汤"沿用至今。元代《丹溪心法·六郁》提出了气、血、火、食、湿、痰六郁之说，创立了越鞠丸等相应的治疗方剂。明代《医学正传》首先采用抑郁症这一病证名称。自明代之后，已逐渐把情志之郁作为郁病的主要内容。如《古今医统大全·郁证门》说："郁为七情不舒，遂成郁结，既郁之久，变病多端。"

《景岳全书·抑郁症》将情志之郁称为因郁而病，着重论述了怒郁、思郁、忧郁3种抑郁症的证治。谷世喆教授通过对中医古典文献的解读、现代研究进展，以及自身临床实践的再认识，认为抑郁症治疗当以疏肝解郁，理气安神为主线贯穿始终。同时配合心理疏导，始能取得良好的临床疗效。

二、治疗经验

1. 中药以疏肝理气，安神化痰为原则

谷世喆教授根据长期临床经验总结出治疗抑郁症的经验方，基本组成为：柴胡、法半夏、川楝子、香附、菖蒲、郁金、赤芍、白芍。柴胡、赤芍、白芍疏肝柔肝；法半夏化痰散结；川楝子、香附疏肝理气，菖蒲、郁金宁心安神化痰。诸药共奏疏肝理气，安神化痰之功。

临床上还要随症灵活加减，胁肋胀满疼痛较甚者，可加青皮、佛手疏肝理气。肝气犯胃，胃失和降，而见嗳气频作，脘闷不舒者，可加旋覆花、代赭石、苏梗和胃降逆。兼有食滞腹胀者，可加神曲、麦芽、山楂、鸡内金消食化滞。肝郁乘脾而见腹胀、腹痛、腹泻者，可加苍术、茯苓、乌药、白豆蔻健脾除湿。兼有血瘀而见胸胁刺痛，舌质有瘀点、瘀斑，可加丹参、红花活血化瘀。另外，老年人抑郁症可加六味地黄丸，更年期抑郁可加逍遥散，产后抑郁可加逍遥散或人参归脾丸。

2. 针灸以疏肝理气，疏通经络，安神化痰为原则

谷世喆教授治疗抑郁症以膻中、四神聪、本神、神庭为主穴。膻中穴是心包募穴（心包经的经气聚集之处），是气会穴（宗气聚会之处），又是任脉、足太阴、足少阴、手太阳、手少阳经的交会穴，具有宽胸理气，活血化痰通络的作用。此外，足厥阴肝经络于膻中，《灵枢·根结》："厥阴根于大敦，结于玉英，络于膻中。"针刺膻中穴，可调达肝经气机。谷世喆教授通过临床实践证明，针刺膻中穴对改善抑郁症状疗效显著。

谷世喆教授将四神聪、两个本神、一个神庭称之为"七神针"，这7个穴有镇静安神的作用。四神聪原名神聪，在百会前、后、左、右各开1寸处，因共有四穴，故又名四神聪。《太平圣惠方》载"神聪四穴，理头风目眩，狂乱疯痫，针入三分"。本神是足少阳、阳维之交会穴，有祛风定惊，安神止痛的作用。神庭，经穴名，出自《针灸甲乙经》，别名发际，属督脉。督脉、足太阳、阳明之会。神，天部之气也。庭，庭院也，聚散

之所也。该穴名意指督脉的上行之气在此聚集，本穴有宁神醒脑的作用。因此，谷世喆教授在治疗抑郁症及其他精神情志疾病时经常运用这"七神针"。

随症加减：肝区疼痛者加肝俞、期门、阳陵泉。肝经布胁肋，肝俞、期门为俞募配穴，可疏肝解郁、宽胸理气；配胆经合穴阳陵泉疏理肝胆、调理气血，共奏理气解郁、活血止痛之功。肝肾不足者加肝俞、肾俞、期门、三阴交。肝藏血，肾藏精，取肝肾之背俞穴充益精血以柔肝；取肝之募穴期门和络止痛，三阴交扶助脾胃，以资气血化生之源，充益精血，濡养肝络。伴有失眠，可配合神门、三阴交。不寐病位在心，取心经原穴神门宁心安神；三阴交健脾益气，可使脾气和、肝气疏泄、心肾交通，以达心气安而不寐愈。如遇围绝经期抑郁症可加水沟、内关、太冲、神门。更年期以心神躁动为患，水沟苏厥醒神；心藏神，内关、神门清泄心火以安神；太冲为肝之原穴，清泻肝火以除虚热。痰盛配丰隆，咽部如有梗物配天突。

三、验案举隅

患者，女，50岁，于2009年5月8日初诊。主诉：情绪低落2年余。既往史：2年前诊断为抑郁症。刻下症：情绪低落，月经不畅，腰痛，寐差，口苦，唇紫，舌有瘀点，苔白厚，脉涩。中医诊断：郁证，肝气郁结兼血瘀。西医诊断：抑郁症。治则：疏肝理气，活血化瘀。中药处方：醋柴胡12g，法半夏10g，茯苓10g，炒白术10g，赤白芍各10g，川楝子10g，香附10g，川芎12g，当归10g，生大黄6g，丝瓜络6g，菖蒲10g，生龙齿50g，血竭3g（分冲）。中药水煎服，1日1剂，分2次服。针刺取：膻中、四神聪、本神、神庭、神门、三阴交、血海、内关、太冲。平补平泻，每次留针30分钟，隔日1次。针药并用1个月后患者情绪低落及失眠明显好转，但自觉咽中堵。前方去川芎，生大黄，生龙齿。加厚朴6g，苏子梗各10g，桔梗10g。针刺加气海，天突，丰隆。针药并用10天后自觉咽中堵的症状消失，身体无明显不适，恢复正常工作和生活。

摘自《中国实验方剂学杂志》2011年7月第17卷第13期

❦ 按语 ❧

　　抑郁症由精神因素所引起，以气机郁滞为基本病变，是内科病证中最为常见的一种。根据郁病的临床表现及其以情志内伤为致病原因的特点，主要见于西医学的抑郁症、神经衰弱、癔症及焦虑症等。另外，也见于围绝经期综合征及反应性精神病。《丹溪心法·六郁》："气血冲和，万病不生，一有怫郁，诸病生焉。故人身诸病，多生于郁。"《景岳全书·郁症》："凡五气之郁，则诸病皆有，此因病而郁也。至若情志之郁，则总由乎心，此因郁而病也"；"初病而气结为气滞者，宜顺宜开。久病而损及中气者，宜修宜补。然以情病者非情不解"。理气开郁、调畅气机、怡情易性是治疗郁病的基本原则。正如《医方论·越鞠丸》方解中说："凡郁病必先气病，气得疏通，郁之何有？"本病例辨证为血行郁滞型，治疗除了疏肝理气，安神化痰，还要活血化瘀。中药在经验方的基础上加了川芎、当归、生大黄、血竭，因患者失眠较重加了生龙齿50g，重镇安神。针灸除了基础穴以外还加了三阴交、血海，活血化瘀。

　　因此，谷世喆教授在治疗抑郁症时除药物治疗外，还运用针灸和精神治疗，解除致病原因，使病人正确认识和对待自己的疾病，增强治愈疾病的信心，可以促进抑郁症好转、痊愈。

郝学君"三神穴"治疗抑郁症经验

名家简介: 郝学君,男,教授,辽宁中医学院第二附属医院(又称辽宁省中医研究院)针灸科主任、主任医师、研究员。辽宁省中医药研究院康复中心首席专家,全国特种针法研究专业委员会主任委员,辽宁省针灸学会副会长。擅长治疗面肌痉挛、面神经麻痹、偏头痛、三叉神经痛等神经系统疑难杂症和颈椎病、腰椎间盘脱出症及各种软组织损伤性疾患。

一、名家识病

抑郁症是一种西医学精神科的常见疾病,是由各种原因引起的以抑郁为主要症状的一组心境障碍或情感性障碍,是一组以自我体验以抑郁心境为中心的临床症状群或状态。抑郁症归属于中医"郁证"的范畴,认为抑郁症的发生,多因郁怒、思虑、悲哀、忧愁等七情所伤,导致肝失疏泄、脾失健运、心神失养、脏腑阴阳气血失调。病理上总不离气、血、痰、火、食、湿六郁,病位多涉及肝、心、脾、肾等脏。《内经》中即提出了情志内郁致病的思想,认为其病因多为情志失调。《灵枢·口问》曰:"悲哀愁忧则心动,心动则五脏六腑皆摇"。可见,心神受损是郁证发病的关键。

《灵枢·本神》中则提到"脾气虚则五脏不安",认为本证与心、脾关系密切。《伤寒论》中少阳证也类似于抑郁症状:"胸胁苦满,嘿嘿不欲饮食,心烦喜呕。或胸中烦而不呕……或心下悸",说明郁证病机为肝失疏泄,病位在肝。郑彝伦则提出"脑神—心神—五脏神—情志活动"为信息反馈轴心,是郁证产生的机制理论。郝学君教授从医30余年,不仅对抑郁症的病机有独到的看法,而且善用针灸治疗抑郁症。

二、治疗经验

1. 衷中参西，脑神立论

《灵枢·海论》篇指出："脑为髓之海，其输上在于其盖，下在风府。"《灵枢·本神》云："生之来谓之精，两精相搏谓之神。"神志活动的物质基础是精气和血，神由精气所生，是脑功能的反映。神在产生之后还需得到精气和血的滋养，因此脑与五脏六腑联系密切。

《素问·宣明五气论》曰："心藏神，肺藏魄，肝藏魂，脾藏意，肾藏志"。五脏虽然各有所藏之神，而神、魂、魄、志、意等不过是脑神在各脏腑的具体表现，诸神又必须总统于脑，诸神与脑之间是整体与局部的关系。《医学衷中参西录·人身神明诠》指出："人之神在脑，心脑息息相通""神明之体藏于脑，神明之用发于心"等理论则说明了精神活动有赖于大脑与脏腑、躯体配合共同完成，抑郁症就是在精神异常的同时伴有肝、心、脾、肾等脏腑异常，随后产生相应的躯体症状。西医学认为，大脑前额叶皮层（PFC）在情绪加工中起重要作用。采用正电子发射断层成像（PET）进行研究发现，消极情绪形成时在右侧眶前回、额下回、额中回、额上回等部位的葡萄糖代谢率升高，而出现积极情绪时左侧中央前回及后回的葡萄糖代谢率升高。比较左侧和右侧大脑损伤病人的心境，发现左侧损伤后出现抑郁症状。左侧 PFC 损伤后抑郁症状加重的原因是这一大脑区域参与积极感情回路，损伤后导致体验积极感情的能力缺失，这是抑郁的一种标志性特征。

郝学君教授根据"脑为元神之府"之说，以"脑神"立论，认为抑郁症的病机是脑之元神失调，继而脏腑损伤，气血郁滞而发病；同时，根据生理学认为脑具有主精神思维、感觉、运动、记忆和情志的生理功能，故认为本病与脑关系最为密切。

2. 调神为要，配穴精良

根据抑郁症的病机是脑之元神失调，郝学君教授治疗抑郁症时以"调神解郁"为治则，并以调神为要，取"三神穴"为主穴。同时，随症配穴，且配穴精良。主穴：三神穴（神庭、本神、神门）。配穴：上印堂（印堂上1寸）、百会、太阳、太冲、三阴交。另外，根据不同病情随证（症）加减：心神失养加内关，失眠加安眠，肝气不舒加期门、日月、阳陵泉，痰气郁结加中脘、丰隆。神庭穴具有宁神醒脑功能，如《针灸甲乙经》记载："风眩善呕，烦满，神庭主之"；《针灸大成》记载："神庭主登高而歌，弃衣而走……惊悸不得安寝，呕吐烦满"。本神穴名释义：本，指根本；穴在神庭旁，居头部；脑为元神之府，本穴主治神志病，故名本神。神门穴名释义：神，指神明；门，指门户。《素问·灵兰秘典论》："心者，君主之官，神明出焉。"神门穴为手少阴之输穴和原穴，为心神出入之门户，又主治神志病，故名神门。三穴合用，共奏调神解郁之功效。此外，神庭、本神及上印堂穴对应着大脑前额叶皮层，而PFC在情绪加工中起着重要作用。头针疗法的原理之一就是根据大脑皮层的功能定位划分相应的刺激区，进行针刺刺激，取得相应的疗效。据此，郝学君教授经多年的临床实践，也证明了针刺"三神穴"配合上印堂穴对神志及精神情志疾病确有很好的治疗作用，故以"三神穴"为主配合上印堂穴。

百会穴为手足三阳、督脉、足厥阴经的交会之处，百病皆治，故名百会。百会穴具有镇静安神、醒脑开窍作用。足少阳胆经是动病"口苦，善太息"，胆经穴位具有治疗神志病功能。太阳穴为经外奇穴，其定位在颞部，眉梢与目外眦之间，向后约1寸的凹陷处。而足少阳胆经的循行为"起于目锐眦，上抵头角"。因此，郝学君教授认为太阳穴与胆经循行的位置很接近，同时，肝胆互为表里，因此该穴也有很好的疏肝解郁作用，可以用来治疗抑郁症。太冲穴为足厥阴肝经输穴及原穴，"所注为输"，即太冲为其气血流注部位，针刺能起到调整肝经气血、疏肝解郁的作用；三阴交则为足三阴经交会处，两穴合用具有很好的疏肝解郁、镇静安神作用。期门、日月、阳陵泉穴分别为足厥阴肝经、足少阳胆经穴位，三穴合用具有疏肝解郁、理气宽胸作用，对调畅气机有很好的疗效，屡试效佳。

3. 手法简单，易于操作

郝学君教授所采用的针刺手法也很简单、易于操作。神庭、本神、神

11

门穴向后平刺 1.5~2 寸，上印堂向下平刺 1 寸，百会向后平刺 1~1.5 寸，太阳穴直刺或斜刺 0.5~1 寸，太冲、三阴交、中脘、丰隆、阳陵泉直刺 1~1.5 寸，内关、安眠直刺 0.5~1 寸，期门、日月平刺 1~1.5 寸。其中丰隆、期门、日月采用泻法，其余诸穴均采用平补平泻。留针 30 分钟，每周 5 次，10 次为 1 个疗程。

摘自《长春中医药大学学报》2014 年 10 月第 30 卷第 5 期

～ 按 语 ～

西医学认为，抑郁症是由于持久的情绪刺激而导致机体神经－内分泌－免疫系统的调节失常，最终表现以情绪低落为主的机体多组织、多器官功能紊乱的非特异性综合征。目前治疗抑郁症的措施主要是采用抗抑郁药治疗，但大多存在不同程度的毒副反应、成瘾性及禁忌证等。临床研究表明，针灸治疗抑郁症无毒副作用，且临床疗效确切。针灸治疗抑郁症的作用机制是多靶点、多途径的，尤其对于神经、内分泌、免疫系统的综合调节作用，充分体现了针灸治疗疾病整体调整的优势。郝学君教授根据"脑为元神之府"之说，以"脑神"立论，认为抑郁症的病机是脑之元神失调，进而脏腑损伤，气血郁滞而发病；同时认为本病与脑关系最为密切。临床善用针灸治疗本病，以调神解郁为治疗原则，以"三神穴"（神庭、本神、神门）为主穴，随症加减取穴，临床疗效确切，手法简单、易于操作。

黄建军"头五穴"配合"四关穴"治疗抑郁症经验

名家简介：黄建军，北京中医药大学教授，主任医师，北京市名老中医，从事中医、针灸的教学、医疗及科研工作近 30 载，医术精湛，经验丰富，重视腧穴的诊断作用，尤擅长用头五穴配合四关穴治疗神志类疾病。

一、名家识病

抑郁症属中医郁证范畴。黄建军教授对于针灸治疗郁证等神志类疾病有丰富的临证经验及独到的见解。郁证，是一种以心情抑郁、情绪不宁、胸部满闷、胸胁胀痛，或易怒易哭，或咽中如有异物梗塞等为主要临床表现的病症。其主要见于西医学的抑郁症、神经衰弱、癔症及焦虑症等。另外，郁证也见于围绝经期综合征及反应性精神病。黄建军教授认为郁证的病机不外乎七情所伤，忧愁思虑，气结于胸中久之生痰、化火、生瘀而致神明损伤，则发为郁证，正如《古今医统·郁证门》中所说："郁为七情不舒，遂成郁结，既郁之久，病变多端。"在治疗上，黄建军教授借鉴《丹溪心法·六郁》中"肝气怫郁，诸病生焉"及《证治汇补·郁证》言："郁病虽多，皆因气不周流，法当顺气为先"的理论，以调肝、顺气为主。针灸处方上，泻百会、四神聪、四关、神庭、印堂、廉泉、哑门、大椎、丰隆等可获醒神开窍、行气豁痰解郁之效；针补心俞、肺俞、肝俞、胆俞、三阴交、膻中、期门、气海、足三里，调节心、脾、肝胆等脏腑功能，以益气行血，宽中解郁。如此内治脏腑，外疏经络，使气血畅通，肝气调和，身心自和。

二、治疗经验

黄建军教授在治疗郁证时秉承脑藏神理论，认为"脑为元神之府"，治当安神醒脑，同时郁证不离疏肝解郁之法。"头五穴"即百会穴与四神聪，"四关穴"即双合谷与双太冲。百会穴属于督脉，与手足三阳经、足厥阴经相交，为百脉百骸朝会之所。其名最早见于《针灸甲乙经》谓："百会，一名三阳五会，在前顶后一寸五分。"百会者，既言其经脉交会之最，又言其治病范围之广。故《资生经》谓："百会百病皆主"。人身有四穴最应急，四百四病皆能治之，百会盖其一也。其功能具有安神定志、升阳举陷、通络止痛、益气固脱、降逆、平肝潜阳、熄风。主治头痛，眩晕，惊悸，健忘，尸厥，中风不语，癫狂，痫证，癔症，耳鸣，鼻塞，脱肛，痔疾，阴挺，泄泻等。平刺 0.5~0.8 寸；可灸。四神聪为经外奇穴，其名最早见于《银海精微》，现在的定位源自《太平圣惠方》。功能：镇静安神，清头明目，醒脑开窍。主治头痛，眩晕，失眠，健忘，癫痫，精神病，脑血管病后遗症，大脑发育不全等。平刺 0.5~0.8 寸；可灸。四关穴，出自《针灸大成》，别名四开。由大肠经合谷穴及肝经太冲穴组成：合谷位于手背，第 1、2 掌骨间，第 2 掌骨桡侧的中点处；太冲位于足背，第 1、2 跖骨结合部前方凹陷中，左右计 4 穴。因合谷、太冲两穴位于手足岐骨间，犹如把关之将士，故名四关。其功用平肝阳，调气血，通经络。主治寒湿痹痛，四肢寒战，音哑，神志不宁等。直刺 0.3~0.5 寸；可灸。

黄建军教授在治疗失眠时秉承五脏藏神理论，认为失眠源于心，治当安五神。病起于肝脾，肝不能藏血，魂不能安，自不眠也；脾虚气血生化乏源，以致心神浮动而不寐也。治宜疏肝健脾、养心安神。针灸处方中取四脏之俞穴以调补脏腑；取足三里、三阴交、内关、神门等益气通络，和血舒肝；取百会、四神聪、四关穴、大椎以活血通络、安神定志，又辅以左申脉调阳跷之气，以求标本兼治。如此则气血调和，脏腑安宁而眠自安。

三、验案举隅

【案1】刘某,女,47岁,2015年12月5日初诊。主诉:情绪不畅5年,加重1月余。患者5年前由于家庭不和,精神受打击,出现心烦,悲痛,不欲见人等症状,当时服用酸枣仁汤及西药(具体不详细)后症状缓解。之后病情时轻时重,未予系统诊治。1个月前因家庭冲突致情绪抑郁,病情加重,甚则打人毁物。经某医院抑郁自评为中度抑郁,轻度焦虑。现症见:情绪抑郁悲痛,烦躁易怒,焦虑。眠可,纳可,便可,月经可。舌淡胖,苔白滑,脉弦。诊断为郁证,证属肝气郁结,痰火扰神。治疗原则为疏肝解郁、理气畅中、豁痰开窍、宁神定志。针灸取穴:百会、四神聪、四关、神庭、印堂、神门、膻中、期门、气海、足三里、丰隆、三阴交、廉泉、哑门、大椎、心俞、肺俞、肝俞、胆俞。

该患者经三次治疗后精神好转,对治疗充满信心。根据效不更方的原则,黄老师在此病人上述处方的基础上略有更改,但一直以头五针和四关穴为主穴组方。经20次治疗后该患者虽未痊愈,但症状较来诊时已有明显改善,病情趋于平稳,后因个人原因停诊。

【案2】王某,女,50岁,2016年2月23日就诊。主诉:眠差4月余。该患者4个月前无明显诱因出现眠浅、易醒,偶有盗汗。曾服用中药(具体不详),效果不佳。刻下:眠差,头晕,精神萎靡,喜叹息、眼睑酸涩、时有头痛,以左侧为主。便溏,每日1次,小便可,纳可,绝经2年。舌淡苔厚脉细弱。诊为:失眠,证属肝郁脾虚,心神失养。治则:疏肝解郁、健脾养心。针刺取穴:百会、四神聪、四关穴、足三里、三阴交、内关、神门、大椎、心俞、肝俞、脾俞、肾俞、左申脉。该患者经6次治疗后晨起4点钟醒后还能入睡,自觉整体情况均有所改善。继续治疗10次,失眠症状基本痊愈。

摘自《临床医药文献电子杂志》2017年第4卷第52期

❧ 按 语 ❧

督脉入络于脑，足厥阴肝经连接目系（眼球连系于脑的部位），向上经前额到达颠顶与督脉交会，百会穴为督脉要穴与脑密切联系，对于调节大脑功能疗效可靠，四神聪位于百会穴前后左右各一寸，其功能与百会有诸多相似之处，四关穴为调肝解郁之要穴。故黄建军教授巧妙运用头五穴配伍四关穴达到了安神定志、醒脑开窍、疏肝解郁的功效，在治疗郁证等神志类疾病中取得了很好的疗效。

李瑞取特定穴治疗抑郁症经验

名家简介：李瑞，男，1963年出生，北京中医药大学针灸推拿学院教授，主任医师，医学博士，博士生导师，朝阳区第二批名老中医药专家学术继承指导老师。自1986年以来，李瑞教授一直在北京中医药大学针灸推拿学院从事中医针灸的教学、临床、科研等工作。其近年来主持及参与各级科研课题10余项，其中国家级3项，部局级2项，校级4项，主持教育部重大研究项目1项；撰写学术论文90余篇，主编学术专著50余部；共获国家级及省部、校级各类奖项10余项；对针灸腧穴的理论、临床应用及针灸经典理论有较深厚的研究与造诣，尤其是特定穴理论及临证有较为深入的研究；对病因病机进行深入分析，多角度辨证，结合临床对某些疑难病具有独到的认识和治疗方法。

一、名家识病

1. 情志与脏腑相关

情志病为七情五志异常导致的疾病，七情即喜、怒、忧、思、悲、恐、惊七种情绪变化；五志即神、魂、魄、意、志五种思维意识，与心主神明及"五神脏"密切相关。中医学认为，情志为五脏气化所生，当情志过极，首伤所属脏腑，导致脏腑功能异常；当五脏功能失调，也可产生情志异常，二者互为因果，互相影响。

2. 情志与经络相关

《灵枢·经脉》认为出现情志异常的经脉主要有足阳明经、足太阳经、足少阴经、手足厥阴经。概括而言，阳经病变主要表现为亢奋、躁狂、心烦等热证表现，如"胃足阳明之脉……病至则恶人与火，闻木声则惕然而惊，心欲动，独闭户塞牖而处，甚则欲上高而歌，弃衣而走……足阳明之别，名曰丰隆，实则癫狂；膀胱足太阳之脉……是主筋所生病者，痔、疟、狂、癫疾、头囟项痛"。阴经病变主要表现为抑制、少言、善悲恐等虚证表现，如"肾足少阴之脉……气不足则善恐，心惕惕如人将捕之；心主手厥阴心包络之脉……心中憺憺大动，面赤，目黄，喜笑不休……手心主之别，名曰内关，实则心痛，虚则为烦心"。李瑞教授认为，情志病病因主要是由于情志刺激、劳伤、跌仆损伤、慢性消耗性疾病导致的脏腑经络功能异常，出现郁、热、虚证或虚实夹杂证，临床应首辨虚实，次辨病位。

3. 首辨虚实，以郁、热、虚证为多见

①郁扰神脏。《丹溪心法》："气血冲和，万病不生，一有怫郁，诸病生焉。"正常情志活动依赖气机升降出入运动的通畅；王冰说"气和则神安"，当气、血、痰、火、食、湿内郁，可扰乱脏腑经络气机，影响神机出入，致五神不宁；陈无择说"郁不离七情"，认为郁证能扰乱神府，发生情志病变。

②热伤心神。病机十九条中，与火热相关的病机占九条，其中与神志相关的病机有三条，"诸禁鼓栗，如丧神守，皆属于火""诸躁狂越，皆属于火""诸病胕肿，疼酸惊骇，皆属于火"，多由于阳盛有余、阴虚阳亢、郁而化火，火热之邪上犯心神，出现心不藏神、情志散乱的表现。《河间六书·狂越》："心火旺，肾阳衰，乃失志而狂越。"

③虚不养神。五脏内藏五神，当脏腑经络之精、气、血不足时，内不能供养五神，外不能上营于脑供神明之用。如《灵枢·平人绝气》："神者，水谷之精气也。"《素问·八正神明论》："血气者，人之神。"《素问·六节藏象论》："气和而生，津液相成，神乃自生。"故神虚则发情志病变。

4. 次辨病位，分属阴阳

李瑞教授认为，单一的脏腑经络受累不会造成情志病的发生，必定为多因素累及多脏腑，辨病位时须根据虚实情况判断病位所在。一般实证多

为阳经病变，督脉为阳脉之海，故以督脉、阳明、太阳及相络属的脏腑为主要病位，表现为心烦、易怒、狂躁等；虚证多为阴经病变，以少阴、厥阴及相络属脏腑为主要病位，表现为抑郁、消极、善惊恐。临床应将经络辨证、脏腑辨证及八纲辨证结合应用。

二、治疗经验

《灵枢·根结》："用针之要，在于知调阴与阳。调阴与阳，精气乃光，合形与气，使神内藏。"针灸可形、气、神同调，达到形神一体，身心统一的状态，临床中要做到调其形、守其神，故辨证准确、合理配穴及针刺手法是取得疗效的关键。

1. 五经分治，重视特定穴

李瑞教授认为，情志病与心、肝、肾的气血冲和与否密切相关，少阴经络属心肾，厥阴经络属肝及心包，阳明为多气多血之经，督脉属肾贯心入络于脑，故情志病病位多在少阴经、厥阴经、阳明经、督脉以及与少阴经相表里的太阳经，明确病机病位后，一般以相应经络的井穴、原穴、络穴及下合穴为主。井主心下满，"心下满"即为心胸满闷、情志不舒的表现，井穴有沟通表里经脉气血的作用，是脏腑经气回流到体内的入口，也是邪气在体表的出口，因此井穴有泻热导气之功效，尤其对辨证为实热证，针刺相应脏腑的井穴可泻热安神除烦；"五脏有疾，应出十二原""五脏有疾，当取之十二原"，原络配穴，表里同治；《灵枢·邪气脏腑病形》："荥输治外经，合治内府。"原合穴相配，使脏邪还腑，实邪从下合穴而出，调整气机，畅达情志。

2. 虚实不同，针法有别

《灵枢·经脉》："盛则泻之，虚则补之，热则疾之，陷下则灸之，不盛不虚以经取之。"临床中应遵循虚实补泻之道，"无虚虚，无实实"，具体体现在针刺手法、进针深浅及留针时间上。

李瑞教授认为，泻法针刺时方向应与经络流注方向相反，补法与流注方向相同，如用神门泻心火，手少阴经从胸走手，故针尖应逆其经气方向，必要时采用透天凉手法，即"泻曰迎之。迎之意，必持而内之，放而出之……补曰随之。随之意，若忘之"。

进针深浅。邪气盛浅刺，祛邪外出，正气虚深刺，引气血入里。《灵枢·九针十二原》："气之在脉也，邪气在上，浊气在中，清气在下。故针陷脉则邪气出，针中脉则浊气出，针太深则邪气反沉、病益。故曰：皮肉筋脉，各有所处。病各有所宜，各不同形，各以任其所宜。"说明病邪性质不同，进针深度各异，否则邪气陷里、清气外出，加重病情。

留针时间。情志病患者多数情绪不稳定，易激惹，依从性差，应视患者具体情况而定。一般来说，实证留针时间短或不留针，强刺激得气后出针；虚证久病应留针，正如《灵枢·九针十二原》所说"静以徐往，微以久留，正气因之，真邪俱往"，《类经》："久远之疾，其气必深，针不深则隐伏之病不能及，留不久则固结之邪不得散也。"

3. 常用验穴

抑郁症以散结解郁、调畅气机为主，常选用厥阴肝经及同名手厥阴心包经穴位，针刺太冲、内关、气海、膻中，行平补平泻。热证配合透天凉手法，以针刺曲池、大椎、行间、劳宫清热泻火，太溪、涌泉滋阴潜阳为主，行泻法；辨证选用阳经井穴商阳和厉兑、下合穴委中、经外奇穴耳背等刺络放血，泻热醒神。虚证以"虚则补其母"为原则，针刺少阴经、阳明经，灸三阴经穴、督脉及背俞穴为主，行补法，常用主穴为神门、复溜、足三里、曲泉；艾灸命门、阴陵泉、肾俞、心俞。

三、验案举隅

【案1】患者，男，45岁，2013年12月3日初诊。失业后心情抑郁，酗酒，夫妇关系破裂，暴躁易怒，动辄打人，面赤略青，舌红脉弦，诊断为肝郁化火，阳亢扰神。治疗时选取太冲、曲泉、头临泣、风池、安眠、内庭、神门以及三阴交，针用泻法；同时采用耳背静脉怒张处刺络放血。针刺每星期3次，放血每星期1次。治疗10次后，躁狂易怒症状大减，面色和缓，情绪趋于稳定。

【案2】患者，女，27岁，2014年3月7日初诊。由于先天脑血管畸形曾多次出现昏厥，性格内向易抑郁，劳累或激动时容易表现出癫痫状。曾于4星期前做伽马刀手术，效果不佳。术后患者仍有头昏症状，睡眠质量差，面色发白，舌淡，脉细，辨为气虚血瘀、风痰阻络、神失所养。穴位选取太溪、百会、大椎（速刺不留针）、足三里、血海、膈俞、丰隆，同时艾灸肾俞、命门，每隔1日行针加艾灸1次。2次后患者自觉心情开朗，面色转为红润。后又针灸8次，共治疗10次，患者诉癫痫发作次数明显减少，症状减轻。

【案3】患者，女，33岁，外企职员，2014年7月16日初诊。患者近1年因事业不顺逐渐出现烦躁异常，月经量减少、色暗，纳食多、腹胀，严重失眠，舌紫暗，舌苔黄厚腻，脉沉滑。辨证为瘀热互结于太阳经腑证，上攻神明。治宜攻下热结。三棱针刺络放血商阳，针刺曲池、束骨、太冲、血海，配合"透天凉"手法。治疗3次后月经来潮，自述排出大量黑色血块，顿感腹胀减轻，心情放松。治疗2星期后诉心情舒畅，无烦躁感，寐安。

摘自《上海针灸杂志》2017年4月第36卷第4期

～ 按 语 ～

案1选穴风池、头临泣、安眠与太冲、曲泉穴上下呼应，符合标本相依、上病下取的治疗原则，主要作用为清泻肝火、柔肝缓急。内庭、三阴交等穴具有调脾胃、畅气机的功效；《灵枢·五邪》载有"取耳间青筋"治疗"邪在肝"的病证，即刺络放血，选取病灶附近、耳后、胸、肘、背、腘窝等部位有青紫、怒张、充血的静脉点刺放血，对于该类情志病具有良好的治疗效果。

督脉属肾络脑，为元气运行通路，案2患者先天不足，为先天之精不能充盈于脑进而影响神志，故选用肾经原穴太溪，艾灸肾俞、命门补肾填精；百会疏通督脉、调和髓海；大椎穴为手足三阳经及督脉之会、阳脉之海，能调和气血阴阳，在癫痫的临床治疗中具有特殊疗效，速刺不留针的方式有通督醒脑的功效；配合足三里、血海、膈俞健脾补气，养血和血，丰隆化痰息风，针用平补平泻法。诸穴合用，填精补虚，活血化瘀。

案3患者辨证为"少腹急结，其人如狂"之太阳蓄血证，烦躁异常伴月经量少、腹胀，多与瘀热互结于下焦相关，治法以泻热逐瘀为主，商阳、曲池为手阳明经井穴、合穴，泻阳经实热、醒神；束骨为足太阳经之输穴，实则泻其子，加强清热泻火之力；丰隆化痰降浊；太冲、血海行气活血化瘀，清上泻下，使"血自下，下者愈"，上下气机畅达，烦躁消失。

情志病发病表现为全身症状广泛性分布，具有反复性、兼夹性、周期性及传变规律复杂的特点，如岳美中所言："情志内伤往往多脏受累，扑朔迷离，区别不易，辨证时须于本质处着眼。"李瑞教授根据情志病发病特点，审证求因，总结出了以"郁""热""虚"为主的病机特点，采用井穴、原络穴、下合穴等特定穴为主，以针刺、艾灸、刺络放血并用的五经分治原则，重视形神一体、身心同调，取得了良好的临床效果，值得借鉴。

杨骏从任督二脉选穴治疗神志病经验

名家简介：杨骏教授是第五批全国名老中医药专家学术继承工作指导老师，从事中医针灸临床、教学、科研工作30余春秋，尤善于临床诊治各种疑难杂病。杨骏教授认为神志病的病机为七情异常、六郁之邪等因素导致人体脏腑功能受扰，气血津液异常，脑神失用。其治疗神志病多从任督二脉选穴组方，以周身通调、形神共养，达镇静安神、调和阴阳之效。

一、名家识病

神，既是一切生理、心理活动的主宰，又包括生命活动外在的表现。杨骏教授认为，人体五脏功能的协调、精气血津液的贮藏与输布、情志活动的调畅等，都必须依赖神的统帅和调控。《素问·移精变气论》云："得神者昌，失神者亡。"神志，即脏腑精气对外界刺激的应答反应，主要是指人的精神心理活动，包括感知觉、注意、记忆、思维、想象、意志及情感等过程。杨骏教授认为，在七情异常、六郁之邪等因素作用下，人体脏腑功能受扰，气血津液变动，直接影响到神志的正常功能，从而出现各种各样的神志改变，形成神志病。根据临床症状来看，神志病基本涵盖西医学中失眠、抑郁症、焦虑症、自主神经功能紊乱、精神分裂症、癔症等。

对于神志病的病位，各医家有不同的见解，主要包括心、脑及五脏。如《素问·灵兰秘典论》云："心者，君主之官，神明出焉……主明则下安……主不明则十二官危"，认为人的精神意志和思维活动的主宰是心。《类证治裁·卷三》载："脑为元神之府，精髓之海，实记忆所凭也。"王清任提出"灵机记性在脑不在心"。《素问·宣明五气》载："心藏神，肺藏魄，肝藏魂，脾藏意，肾藏志，是谓五脏所藏"，将神志与五脏相联系进行论述。杨骏教授认为，脑是精髓和神明高度汇聚之处，人的视觉、听觉、嗅觉、感觉以及思维记忆力等皆受脑所控，而古人之所以认为神为心或五脏所主且与血的关系最为密切，是因精血同源，精化髓。《灵枢·经脉》云："人始生，先成精，精成而脑髓生。"《医林改错》强调："精汁之清者，化而为髓，由脊骨上行入脑，名曰脑髓。"

二、治疗经验

穴，《内经》中称为"骨空""结会""气穴""气府"，并未对穴位进行具体定位。杨骏教授潜心研读经典古籍，细心揣摩穴位及针法，认为凡诸孔穴，名不徒设，皆有深意，且认为缝隙之处，穴位与其内在的器官有密切联系。针刺缝隙之穴，针感传导速度更快、更强，易调内脏。他在临床中善根据经脉循行、大脑反射区、脊神经支配、肢体对应点等方法进行取穴，穴位定位多位于孔隙、骨节、经脉相交之处。

在神志病的治疗上，石学敏院士于2011年中国针灸学会年会上的主题报告中指出，大部分精神和行为障碍性疾病，如轻中度失眠、神经衰弱、癔症、轻中度抑郁症、焦虑症、强迫症均可单独采用针灸疗法，部分可采取针灸疗法为主、其他疗法为辅的治疗方案。杨骏教授根据神志病的主要病因六郁，即气郁、血郁、痰郁、火郁、湿郁、食郁，制定治疗原则，给予镇静安神、调和阴阳。在临床中逐步组建一套经典穴方，为其众多学生所采用。本方选穴多位于督任二脉之上，主要穴位为百会、神庭、印堂、水沟、承浆、膻中、中脘、阴交、神门、照海、攒竹、安眠，并且根据临床症状的不同进行加减。

杨骏教授强调，施针重调神，调神重百会。古人尊百会穴为"天"之门户，与脑的关系最为密切，而"脑为元神之府"。他认为，针刺百会穴可调神导气，使患者宁神凝意。同时，杨骏教授特别注重百会穴刺激量的大小：醒脑开窍采用重刺激，调神导气采用轻刺激。神庭，为人神之所出入也。《会元针灸学》论："神庭者，神光所结之庭，目神之光，来源通于六腑六脏之神系，是脑腑前之庭堂，故名神庭。"《针灸甲乙经》："癫疾，神庭及百会主之。"水沟，又名人中、鬼宫。《圣济总录》引扁鹊曰："百邪所病者，针有十三穴，凡针之体，先从鬼宫起。"

杨骏教授对水沟穴定位进行了详细研究，认为该穴位于鼻唇沟上下正中间，上通天气（鼻），下通地气（口），刺法应该向鼻纵隔斜刺，并认为该穴在治疗神志病上有通络宁神之效。

杨骏教授的督脉取穴法善取头部穴位，根据古人"迫近脏腑"选穴原则，能起到镇静安神之效。督脉总督一身之阳，而任脉总领一身之阴，取两经穴位可平衡阴阳、通畅营卫。承浆穴，是任脉和足阳明胃经的交会穴，任脉为"阴脉之海"，胃经为"水谷之海"。同时，任、督、冲脉一源三歧，彼此联系，督脉为"阳脉之海"，冲脉为"十二经之海"，又称"血海"。杨骏教授选一穴通"四海"，体现出临床选穴的少而精。膻中，心包募穴，八脉交会穴之气会，位于两乳之间，气所回旋之处，又名"上气海"。其行气之力强，使血行痰化。中脘，胃之募穴。杨骏教授认为，胃与神志的关系甚为密切，为气血生化之源，胃和则卧安；中脘穴在脑部的对应点为囟门，与脑相通。阴交者，元阳之气，相交于阴，癸水之精，合于阴气，上水分合于任水之精，阳气从上而下，与元阴相交注丹田，水火既济，故名阴交。针刺上述任脉穴位，可行气通络、养血安神，为调神之基础方。

除此之外，神门穴为心经的原穴，针刺可直接起到调心神之功效。照海穴通阴跷脉，阴阳跷脉交会于目内眦，入属于脑。另外，杨骏教授还善用膀胱经起始穴，膀胱经从颠入络脑，然而睛明穴针刺较危险，则选攒竹穴以代替。经外奇穴安眠穴，又名脑清穴，为临床调神常用选穴。

在经验方的基础上，杨骏教授善随症加减配穴，如配用劳宫清泻心火，加内关和胃安神，加太冲、合谷清泻肝火，加期门疏肝理气，加足三里、温和灸神阙健脾和胃。另外，杨骏教授善将古典医籍中各医家之法在临床中应验，如取浮郄穴治疗顽固性失眠，配大敦治心情急躁，神阙穴拔罐治疗各种神志病。

三、验案举隅

【案1】王某，女，50岁，无业。2012年7月10日首诊。主诉"失眠，情绪低落半年"。患者6个月前因不幸丧子，并与家人不和导致失眠，情绪低落，有时悲伤欲哭、流泪，口干口苦，健忘，纳食不多，大便或干或溏，舌质淡，舌尖红，苔少，脉弦细。辨为肝郁脾虚、心神失养证，治疗上予以疏肝健脾、养血安神之法。取穴：百会、印堂、水沟、承浆、安眠、膻中、中脘、阴交、神门、照海，艾盒灸神阙穴。隔日1次，治疗5次后，心烦症状明显好转，饮食有所增加。继续针5次后，食量渐近正常，无口苦口干，夜间睡眠时间延长，但患者仍闷闷不乐，去神门、照海，换用合谷、太冲。再继续治疗10次后，健忘、情绪低落等症状明显好转。治疗期间杨骏教授对患者同时进行心理疏导，随访1年后，患者已正常与人交往，乐观心态面对生活。

【案2】舒某，女，50岁，某医院药房工作。2012年3月1日首诊。主诉"气急烦躁，精神恍惚2个月"。患者因长期紧张工作，且遇家庭不和，郁闷日久，始出现胸闷、气短、干呕，继而出现口吐涎沫，四肢不自主震颤，精神极度紧张，思维跳动活跃，似热无热，似寒无寒，发作可达1小时左右，后可自行缓解，夜不合目，口苦，饮食一般，二便调，舌质偏紫，苔厚腻，脉弦。就诊于多家三级甲等医院，各项检查均未见明显异常，诊断为精神分裂症。杨骏教授辨证为痰气郁结、蒙蔽心窍证。治以降火豁痰、化瘀通窍。取穴：百会、神庭、印堂、水沟、承浆、安眠、膻中、中脘、阴交、太冲、合谷，神阙穴拔罐。针1次后，患者诉晚间即能安睡，但遇情绪波动，主诉症状复现。杨骏教授配合心理疗法，继续针刺，隔日1次，再治疗9次后，主诉症状发作次数明显减少，但夜间睡眠时间波动较大，加用神门穴，继续针10次，夜间睡眠时间超过6小时。后间断来门诊治疗1年，无上诉症状发作。

摘自《安徽中医药大学学报》2014年12月33卷第6期

❧ 按 语 ❧

案1患者老年丧子，情志不畅，导致情绪低落、悲伤欲哭、流泪、口苦、口干。肝郁气滞，横犯脾胃，致纳差，大便时干时溏。脾胃为气血生化之源，气血之源匮乏，神失所养，出现失眠、健忘。舌苔脉象符合肝郁脾虚表现。杨骏教授采用其经验方调神安神治其失眠，艾盒灸神阙穴温阳健脾，后配用合谷、太冲加强疏肝理气之功。

案 2 患者因高强度工作，家庭不和，导致精神极度紧张，情绪失控。肝郁气滞，气机逆乱，致胸闷气短、口苦干呕、口吐涎沫。气滞痰瘀，蒙蔽心窍，出现周身不能自控，半身忽冷忽热，夜不能眠。舌苔、脉象符合痰气郁结、蒙蔽心窍之证。杨骏教授采用其经验方降火豁痰、化瘀通窍，起到镇静安神之效。

随着中医神志病学体系的建立和完善，杨骏教授不断地探索和总结针灸治疗神志病最有效的方法。他强调，在临床中多注重疾病的诊断，针对神志病，首先排除器质性病变。治疗上杨骏教授根据古人经验及亲身体验，总结出一套周身通调、形神共养的组方，并且在针刺手法上，需根据患者的自身感觉来调整针刺强度。在诊治过程中杨骏教授常配合疏导、暗示、转移精神等心理疗法，让患者树立战胜疾病的信心。

李志刚"通督启神"法针刺
治疗抑郁症经验

名家简介：李志刚，男，1965 年 6 月生，汉族，中共党员。北京中医药大学教授、主任医师、博士生导师、硕士研究生导师。北京针灸学会现代针灸研究专业委员会委员，国家中医药管理局针灸学重点学科骨干，中国性学会理事。

一、名家识病

李志刚教授基于"督脉－脑－神"之间的密切联系提出了"通督启神"法，本法以"督脉－脑"系统为物质基础，通过"通督"方法达到"启神"的目的，主要用于抑郁症等与"脑"相关的精神神志类疾病的治疗。

1."督脉－脑"系统

《素问·骨空论篇》曰："督脉为病，脊强反折……上额交巅，上入络脑。"《难经·二十八难》曰："督脉者……起于下极之腧，并于脊里，上至风府，入属于脑。"《十四经发挥》曰："督脉者……并于脊里，上至风府，入脑上巅循额至鼻柱。"均指出督脉循行入脑，与脑相通，两者相互依存，相互为用。《医学衷中参西录》曰："脑为髓海，实由肾中真阴真阳之气，酝酿化合而成，缘督脉上升而灌注于脑。"《医林改错》曰："灵机记性在脑者，因饮食生气血、长肌肉，精汁之清者，化而为髓，由脊髓上行入脑，名曰脑髓。"由此可以看出，督脉是将精微物质输送至脑的通道，正如《杂病源流犀烛》曰："督脉为精气升降之道路"。"督脉－脑"系统的精气充足，则"精神内守"。因此，"督脉－脑"系统是"通督启神"法的物质基础。

2 "脑－神"理论

《医宗金鉴·正骨心法要旨》曰："头为诸阳之会，位居至高，内涵脑髓，脑为元神之府，以统全体。"《医林改错》曰："灵机记忆不在心而在脑。"《医学衷中参西录》曰："神明之体在于脑，神明之用出于心""秉先天之道……其本在脑……其用在神，行于身后，循脊入脑。"《三因极一病证方论》曰："头者，诸阳之会，上丹产于泥丸宫，百神所集。"《道藏·谷神不死论》曰："头有九宫，上应九天，中间中宫，谓之泥丸，又曰黄庭，又曰昆仑，又名天谷，其名颇多，乃元神所住之宫。"李时珍明确提出"脑为元神之府"。谢海洲教授也指出脑窍是精神意识思维活动的物质基础，精神意识思维活动蕴藏于脑窍之中，其功能作用皆出自脑窍，由此看出脑与神的关系十分密切，脑主宰人的生命活动，元神来源于先天，人的精神意识思维活动则是在先天元神的基础之上通过后天获得，脑不但主先天之神，亦主后天之神。因此，脑与神之间的关系十分密切，不可割舍。

3 "通督"之法

"通"的思想最早源自《黄帝内经》，中医对"通"有两方面的认识，一是气血津液等正常运行，二是五脏六腑处于正常的功能状态。《金匮要略·脏腑经络先后病脉证》曰："五脏元真通畅，人即安和""通法"即是在仲景的这种思想指导之下建立起来的，属于中医的治疗原则，历代医家对此多有阐述，如《备急千金要方》曰："欲疗诸病，当先以汤荡涤五脏六腑，开通诸脉，治道阴阳，破散邪气，润泽枯朽，悦人皮肤，益人气血"，《证类本草》曰："通可去滞"，《医学真传·心腹痛》曰："夫通者不痛，理也。但通之之法，各有不同。调气以和血，调血以和气，通也；下逆者使之上行，中结者使之旁达，亦通也；虚者助之使通，寒者温之使通，无非通之之法也。若必以下泄为通，则妄矣"，可以看出通法在中医治疗中的地位和作用。《金匮要略·脏腑经络先后病脉证第一》曰："经络受邪，入脏腑，为内所因……四肢九窍，血脉相传，壅塞不通，为外皮肤所中也。"就本病而言，无论是有形实邪还是精气血津液运行不畅等导致的督脉壅塞不通，皆会引起脑髓失养，神机失用，发而为病。因此，运用"通"法使督脉通畅，保持精气血津液的正常运行，使脑窍功能活动正常，才能达到"启神"的目的。

4."启神"之效

"神"按其来源可以分为先天之神和后天之神，先天之神称为元神，与生俱来，最早见于《颅囟经·序》；后天之神称为识神，是人出生后形成的，最早见于《魏书·释老志》曰："凡其经旨，大抵言生生之类，皆因行业而起……识神不灭。"神能主宰人的生命活动，如《素问·六微旨大论篇》曰："出入废则神机化灭……故非出入，则无以生、长、壮、老、已。"神亦能调节机体适应外界的环境，如《素问·上古天真论篇》曰："精神内守，病安从来。"《素问·灵兰秘典论篇》曰："主明则下安……以为天下则大昌。主不明则十二官危……以为天下者，其宗大危"指出神乱则形变，抑郁症患者的主要临床表现便由"神乱"导致，即由精神意识思维活动的异常引起，因此治疗抑郁症的关键在于使患者的精神状态恢复正常，达到"精神内守""正气存内"的状态。《灵枢·本神》篇曰："凡刺之法，先必本于神。"《灵枢·九针十二原》篇曰："小针之要，易陈而难入，粗守形，上守神。"《素问·宝命全形论篇》曰："凡刺之真，必先治神。"《素问·针解篇》曰："必正其神者，欲瞻病人目制其神，令气易行也。"指出了治"神"的重要性。由此可以看出，以"通督"之法达到"启神"之效既是针灸治疗抑郁症的根本途径，也是治疗本症所要达到的最终目的。

二、治疗经验

百会又名三阳五会，位居头之颠顶，属督脉，为足太阳、手足少阳、督脉、足厥阴肝经之交会穴，最早见于《针灸甲乙经》。《针灸大成》指出百会具有"主心烦闷，惊悸健忘，忘前失后，心神恍惚"的作用；《张氏医通》曰："头者，天之象，阳之分也，六腑清阳之气，五脏精华之血，皆朝会于高巅。"即为百会穴;《针灸资生经》曰:"百病皆主""人身有四穴最急应,四百四病皆能治之,百会盖其一也。"《黄帝内经集解》曰:"脑为髓之海,其输穴在于其盖,即督脉之百会穴。"百会位居颠顶,亦为督脉之要穴,与脑髓直接相连,可起到调控髓海,调畅督脉,调神醒脑的作用,因此将百会作为"通督启神"法的首选穴位。

印堂穴在1990年颁布的国家标准《经穴部位》和1991年颁布的《针灸穴名国际标准》中均归属于经外奇穴,在2006年9月18日发布的国家标准《腧穴名称与定位》中将印堂穴由经外奇穴改为督脉穴位,其定位不变。印堂穴首次出现在《扁鹊神应针灸玉龙经》中,《素问·刺疟篇》中"刺疟者……先刺头上及两额两眉间出血"首次提出印堂穴的定位,位于头部两额两眉之间,头部穴位为临床治疗抑郁症的有效穴位,且在督脉循行线上,具有通督活络、安神定志之功,故李志刚教授将印堂穴纳入"通督启神"法的组穴中。

人中穴又名水沟穴,位于人中沟的上1/3与下2/3的交点处,上接鼻窍通于天,下连肺窍通于地,人居其中,故名"人中",属于督脉穴位,是督脉与手阳明大肠经的交会穴,具有醒神开窍,舒筋利脊,救逆止搐,镇静安神的作用。人中穴属于十三鬼穴之一,在临床上常用于精神神志疾病的治疗,如癫痫、癔症、精神分裂症、抑郁症等,正如《针灸大成》所云:"主失笑无时,癫痫语不识尊卑,乍哭乍喜",所以李志刚教授将其作为"通督启神"法的重要组穴。

百会、印堂、人中3穴皆位于头部,与脑髓相通,且均分布于督脉的循行线上,"病变在脑,首取督脉""经脉所过,主治所及"等均是3穴主治神志疾病的理论基础,3穴合用,能奏"通督启神"之效。在临床治疗中,除了三大主穴之外,李志刚教授还根据患者的实际情况随症加减:如肝郁气滞加期门、肝俞、合谷、太冲;气郁化火加行间、内庭、侠溪;痰湿阻滞加丰隆、阴陵泉、足三里、中脘;阴虚火旺加太溪、三阴交、涌泉、照海;心脾两虚加神门、内关、心俞、脾俞;肝肾不足加肝俞、肾俞、百会;心胆失调加外关、足临泣、阳陵泉等。

治疗操作:患者取仰卧位,局部皮肤常规消毒。针刺百会时,右手持0.30mm×40mm无菌针灸针,针尖朝下,以45°对准穴位将针快速刺入皮下后，使针体与皮肤呈 15° 向脑后方向平刺 0.5~0.8 寸，行小幅度捻转手法使之得气；针刺印堂时，左手拇、示二指将穴位局部皮肤捏起，右手持 0.30mm×25mm 无菌针灸针从捏起的上端刺入，使针体与皮肤呈 15° 向下平刺 0.3~0.5 寸，行小幅度捻转手法使之得气；针刺人中时，左手拇、示二指捏起上嘴唇人中穴处，右手持 0.30mm×25mm 无菌针灸针从人中沟的上 1/3 与下 2/3 交点处刺入，使针体与皮肤呈 30° 向上斜刺 0.3~0.5 寸，行快速提插捻转手法，加强刺激，使眼球红润流泪为度。

三、验案举隅

患者，女，22 岁，大学生，2014 年 6 月 18 日初诊。精神抑郁 1 年余。患者平素性格内向，不善言语，一年前因父母离异，遭受打击，精神抑郁，于当地某三甲医院治疗，诊断为抑郁症，予帕罗西汀等药治疗，症状未得到明显缓解，遂来李志刚教授门诊就诊。症见：情绪不宁，精神差，胸部满闷，胁肋胀痛，脘闷嗳气，不思饮食，失眠多梦，焦虑不安，易受惊吓，情绪低落，且情绪波动较大，注意力不集中，记忆力下降，反应迟钝，对事物提不起兴趣，小便正常，大便秘结，体力下降，体重减轻，舌淡红，苔薄腻，脉弦。病后患者喜欢独处，不愿与朋友同学交流，学习成绩下降，每感到有压力时便会有轻生的想法。西医诊断：抑郁症。中医诊断：郁证（肝气郁结证）。治则：通督启神，疏肝解郁。针刺选穴：百会、印堂、人中、期门、肝俞、合谷、太冲。操作手法：选择适宜的体位，局部皮肤常规消毒后，百会、印堂、人中操作如上；针刺期门、肝俞时，右手持 0.30mm×40mm 无菌针灸针，针尖朝下，对准穴位将针快速刺入皮下后，使针体与皮肤呈 30° 向下斜刺 0.5~0.8 寸，行小幅度捻转等手法使之得气；针刺合谷时，患者手呈半握拳状，医者右手持 0.30mm×40mm 无菌针灸针，直刺 0.5~1 寸，行小幅度捻转等手法使之得气；针刺太冲时，右手持 0.30mm×40mm 无菌针灸针，直刺 0.5~0.8 寸，行小幅度捻转等手法使之得气。留针 30 分钟，每日 1 次，10 次为 1 个疗程，1 个疗程结束后休息 1 周再行下一疗程的治疗。针刺 2 个疗程后，患者精神状态较前好转，食欲增加，能够正常入睡，但睡眠较浅，开始慢慢与医生及身边的朋友、同学交流，5个疗程后患者恢复如常人。现已大学毕业进入某事业单位工作，随访至今未复发。

摘自《西部中医药》2018年第31卷第5期

～✲ 按 语 ✲～

"通督启神"法针刺治疗抑郁症是李志刚教授多年临床经验的凝结，在临床上取得了良好的治疗效果，具有取穴精、疗效好、经济实惠、简便易行、无副作用、容易被患者接受等优势，有效补充了药物治疗抑郁症的不足，提高了临床疗效，减轻了患者痛苦，为抑郁症的治疗提供了新的思路和方法。

刘公望膀胱经腧穴排针透刺
治疗抑郁症经验

名家简介：刘公望，男，北京人，毕业于天津中医学院。曾任天津中医药大学医疗系教授，博士生导师，国务院特殊津贴专家。从事中医教学、临床工作 40 余年，有较高的学术造诣。精通英、日、法语，多次参加国际会议、派出讲学，足迹遍及日本、法国、美国、苏联、以色列、巴西等国，均出色地完成任务。其博通中西医，擅长应用针药结合治疗顽固性痛症、神经精神疾患，在中晚期癌症的治疗上也有独到经验。近 15 年来在国内外杂志发表论文 80 余篇，主编《现代针灸全书》及《伤寒论方证研究》两系列的中、英、日三种版本专著等，共 11 部，计 800 万字以上。其中 5 部被日本和美国中医院校选为主要参考书。

一、名家识病

刘公望教授认为抑郁症多属虚实夹杂，以肝郁气滞痰阻等实邪致病为主，兼以心脾气血的亏虚，其中肝郁气滞为其主要病机，因此，治疗的核心在于调理肝脏的疏泄功能。该组针灸处方不拘泥于心、肝、胆经穴，而以膀胱经背部腧穴排针透刺为主，配以心、肝经穴位。背部排针透刺横贯腰部足太阳膀胱经双线，直抵华佗夹脊及督脉，可达排刺、透刺之功，通调相应脏腑的经脉气血；而该排针透达部位为心、肝、胆脏腑精气直接输注之处，故可调理神智，疏肝利胆，行气开郁。《灵枢·九针十二原》："五脏有疾，当取之十二原"，神门为心经之原穴、输穴，是心脏神气游走出入之门户，原气输注留止的部位，有补益心气，调心养心，宁心安神的作用，是养心安神的首选穴。太冲为肝经原穴、输穴，有调节肝脏的功能，为肝经最常用的穴位，虚可补，实可泻，具有很强的疏肝利胆，理气解郁，调肝血，滋肝阴的作用。环跳为足少阳、足太阳经交会穴，一般用于治疗腰背及下肢疾患，但临床运用表明环跳对于精神疾患具有良好的调理作用。诸穴合用共奏养心安神，疏肝解郁，调和气血之功。心神宁，肝气疏，气血调则郁证自解。

二、治疗经验

在膀胱经背部第二侧线的神堂、譩譆、膈关、魂门、阳纲排针透刺，神门、环跳、太冲均直刺。

患者俯卧位，局部皮肤常规消毒。取 0.35mm×75mm 毫针，在膀胱经背部第二侧线神堂、譩譆、膈关、魂门、阳纲处，针尖朝下，以 45° 对准脊柱将针快速刺入皮下后，使针体与皮肤呈 30° 斜刺，针尖刺至椎板为度，行小幅度捻转使得气；神门以 0.30mm×40mm 毫针直刺 0.2~0.5 寸；环跳以 0.35mm×100mm 粗毫针直刺 2~3 寸，以患者下肢出现放射传导感为度；太冲以 0.30mm×25mm 毫针直刺 0.5~0.8 寸。留针 30 分钟。隔日 1 次，5 次为 1 疗程。

三、病案举隅

【案 1】患者，女，31 岁，某公司职员，2006 年 8 月 6 日初诊。精神抑郁 2 年。患者未婚，平素性格内向，不善言谈曾到天津某医院接受检查治疗，诊断为抑郁症，服多虑平等西药 10 天，因产生心悸、便秘等副反应而停药到我处求医。自诉咽中如有物堵，吞之不下，吐之不出，呃逆，胸闷，气短乏力，喜太息。两三年来情绪低落，易紧张恐惧，焦虑不安，食欲下降，有时失眠。面色苍白无华，目光呆滞，舌质淡胖，苔白腻，脉沉弦。辨证为郁证（梅核气），系肝郁夹痰，心胆气虚所致。针刺取穴及操作如上，隔日 1 次，5 次为 1 个疗程。1 个疗程后胸闷气短感明显减轻。4 个疗程后胸闷气短及呃逆消失，咽中物堵感减轻，情绪好转。10 个疗程后诸症消失，神志恢复正常，随访半年未见复发。嘱其调摄情绪，注意保持心平气和，饮食宜清淡，不宜摄取辛辣食物。

【案2】患者，男，43岁，国家公务员，2007年1月6日初诊。精神抑郁半年。患者未婚，从事海关工作20年，平素性格内向，不愿与他人交往，因疾病严重影响工作生活而病休在家。自诉2006年夏天开始出现失眠现象，每天只能入睡3小时，甚至彻夜不眠，多梦，睡中易惊醒，心烦懊恼，手足心自汗出。几年来郁郁寡欢，心情沉重，对一切事物丧失兴趣，注意力难以集中，记忆力下降，反应迟钝，工作上常感到力不从心，身重乏力，面色萎黄无华，两目无神，舌质淡，苔腻，脉弦细。辨证为郁证，系肝郁夹湿，心胆气虚及肝肾阴虚所致。针刺取穴及操作如上，隔日1次，5次为1个疗程。1个疗程后心烦感明显缓解，心情转好，手足心汗出减少。2个疗程后心烦及汗出症状消除。9个疗程后睡眠恢复正常，诸症消失，现已重返工作岗位。嘱其调摄情绪，注意保持心平气和，饮食宜清淡，不宜摄取辛辣食物。

摘自《上海针灸杂志》2008年5月第27卷第5期

～ 按 语 ～

刘公望教授经过多年临床实践，总结出抑郁症的病证多属虚实夹杂，而以肝郁气滞为其主要病机，因此临床治疗多以疏肝理气为主，兼以调和心、肝、胆等脏的气血为辅，其针灸处方以膀胱经背部腧穴排针透刺为主，配以神门和太冲等心、肝经穴位，再加上足少阳、足太阳经的交会穴环跳穴，经临床验证对抑郁症的治疗具有良好疗效。

田从豁大椎齐刺法治疗顽固性
抑郁症经验

名家简介：田从豁老师有 60 余年的中医针灸临床经验，有丰富的针灸学术思想，常用《灵枢》中的手法治疗各种顽固性疾病，疗效显著。如用阿是穴傍针刺治疗顽固性偏头痛，来源于《灵枢·官针》："傍针刺者，直刺、傍刺各一，以治留痹久居者也。"用大椎齐刺治疗复发性抑郁症，来源于《灵枢·官针》："齐刺者，直入一，傍入二，以治寒气小深者；或曰三刺，三刺者，治痹气小深者也。"此外，田从豁老师用单针施以强烈手法临床疗效显著。如《灵枢·官能》所述"泻必用员……伸而迎之……补必用方……微旋而徐推之。"这里提出的"伸"就是提，"推"就是插，又说"切而转之""微旋而徐推之"，其中的"旋"和"转"，即指捻转针体的动作。田从豁老师在《灵枢》理论基础上，临床应用于舌下系两旁治疗失语症，又应用水沟、百会加上电针治疗精神疾病。《灵枢·官针》的各种增强手法在临床上应用范围很广泛，田从豁老师应用这些手法治疗各种顽固性病症有一定疗效。

一、名家识病

田从豁老师认为头为"诸阳之会""清阳之府"，且顽固性抑郁症容易复发，治疗过程中常出现抑郁情绪的反复，这时除了基本方以外加用大椎齐刺可消除复发性抑郁症状。用大椎齐刺治疗复发性抑郁症，来源于《灵枢·官针》："齐刺者，直入一，傍入二，以治寒气小深者；或曰三刺，三刺者，治痹气小深者也。"。对于病程日久者，需连续治疗多次以巩固疗效，调理阴阳平衡。

郁证因郁怒、思虑、忧愁各种精神刺激，导致肝失疏泄，脾失运化，心神失常，脏腑阴阳气血失调。田从豁老师治疗精神系统疾病的独特之处是用百会与水沟加电针进行治疗，有时偶刺风府与水沟，通过双手同时捻转来醒神开窍，帮助患者改善抑郁的情绪。百会位于颠顶，为百脉交会处，可通调百脉，治疗郁证有疏通百脉之效；水沟要向上斜刺才能得到强烈针感。二穴同用，有调和诸阳、相得益彰之功效。但百会及水沟加电针不能每次用，如果患者有流鼻血的症状必须停止使用。

二、治疗经验

在大椎左右各斜刺一针或沿中心的针在两旁平行各刺入一针。田从豁老师常用大椎齐刺法治疗顽固性及复发性精神神志类疾患。如在大椎上用不同长度的毫针沿督脉向下斜刺，分别于旁开 0.5~1 寸处再平行向下斜刺。大椎是督脉与手足三阳经交会穴，通调督脉并宁心，位于背上部。背为阳，本穴为阳中之阳，齐刺此穴有显著振奋阳气的作用。

三、验案举隅

【案1】患者，男，41 岁，于 2007 年 12 月 10 日初诊。主诉：情绪抑郁 7 个月。刻下症：心情低落，有时心悸，消化不良，口干，自觉乏力，言语少，记忆力减退，失眠。舌淡红、有齿痕、苔薄白，脉沉细弱。中医诊断：郁证（心脾两虚）；西医诊断：抑郁症。治则：健脾益气，养心安神。治疗方法：针刺取百会、前顶、络却、水沟、风池、大椎、神堂、脾俞、肾俞、足三里、三阴交。经过 6 次治疗后抑郁情绪及所有症状好转，开始说话。但最近抑郁情绪又反复发作，睡眠欠佳。此时田从豁老师予大椎齐刺，再针刺率谷、听宫、安眠、翳风、曲池、列缺、丰隆、三阴交、阳陵泉、肓俞、巨阙等，留针 20 分钟，起针后大椎刺血拔罐。齐刺大椎按照病情减轻程度改为大椎傍刺或单针。隔日 1 次，治疗 12 次后所有症状明显好转，跟周围朋友开始交流。

【案2】患者，女，22 岁，于 2007 年 10 月 22 日初诊。主诉：失眠，多梦，时有幻视幻听1年，有自杀倾向。2007年3~6月在北京安定医院住院，做了8次无抽动电休克疗法后开始能控制自己，但抑郁性情绪未见好转，记忆力明显减退。9月复学时不能适应环境而症状加重，前来就诊。刻下症：表情淡漠，失眠，幻听，幻视，记忆力减退，月经时有血块，舌淡红、苔白腻，脉沉弦数。中医诊断：郁证（心脾两虚）；西医诊断：精神分裂症。治则：调和气血，醒神开窍。治法：先行百会穴丛针刺，配合水沟行捻转强刺激手法1~2分钟，加用电针。再取风池、印堂、听宫、耳门、上迎香、丰隆、肓俞、曲池、合谷、外关、足三里、三阴交、太冲、膻中、大椎等穴行平补平泻手法，留针25~30分钟。1周治疗3次。治疗9次后，幻听、幻视消失，失眠好转。

摘自《中国针灸》2008年10月第28卷第10期

❧ 按 语 ❧

田从豁老师在施治时常采用多种刺法合用，如齐刺百会需要更多的刺激时，先用双针同时针刺百会，再傍针刺，以增强刺激，达到振奋头部阳气的作用来治疗顽固性气滞血瘀引起的各种疾病。且在具体治疗时，增强针刺刺激量，以提高疗效；根据病情的好转情况减少强刺激的毫针数量，而在复发及病情严重情况下通过增加刺激量及刺激其他经络来控制疾病。他认为灵活应用这些方法是每个医生今后训练、探讨及研究的方向。

徐世芬奇穴、腹针和灸法共调治疗抑郁症经验

名家简介：徐世芬老师为上海中医药大学附属医院针灸科主任、医学博士、主任医师、研究生导师，擅长针灸治疗神经系统疾病，其中对抑郁症有独到的见解，疗效确切。徐世芬老师认为本病的病因总由素体虚弱、忧思过度、情志失调、调摄失当及痰瘀内阻等造成机体神机紊乱失养、阳虚不展、气机失常。治疗上以通调任督阴阳为主，同时重视手足三阴经的调节，并擅用奇穴、腹针和灸法共同调治。

一、名家识病

抑郁症根据其临床表现，可归于中医"郁证"范畴，在"百合病""梅核气""奔豚""脏躁""忧郁""虚劳"等病中也有相关的症状记载，可供参考。自《黄帝内经》开始，历代经典中对本病的病因病机论述颇多。综合各家的观点，本病的病机多责于窍闭神郁、脑神不主，五脏虚劳、心神失养，阳虚不展、温煦无权及情志过极、气机紊乱，病位则以心、脑、肝、肾为主。

1.窍闭神郁，脑神不主

《素问·脉要精微论》说："头者，精明之府，头倾视深，精神将夺矣。"西汉《春秋元命苞》中亦有"人精在脑""头者神之所居"的记载。脑位头而象天，是精髓汇集之处，《颅囟经》云："元神在头曰泥丸，总众神也。"说明神、魂、魄、意、志虽分属于五脏，但脑为元首，统帅五脏之神，是众神之长，可主五脏之神而统五志。脑透过思维认识并分析所接

受的外界刺激，作出判断，进而对不同的外界因素产生喜、怒、忧、思、悲、恐、惊等反应。清代程杏轩《医述》提出："脑脏伤，则神志失守。"若情志过极、跌打外伤、劳逸失调或其他痰饮瘀血等导致机体气血阴阳紊乱，脑窍郁闭，神机失常或失养，脑神失主，则外来的感官刺激不能很好地于大脑分析后做出相应适当的反应，可见反应迟钝、行为迟缓、对事事盎然无趣等表现。

2. 五脏虚劳，心神失养

《内经》将情志活动归于五脏，称为"五志"。若五脏虚衰，不能养神，神即无所安而出现情志障碍，如清代医家刘默在《证治百问》中说："心虚胆怯而多疑，肾虚失志而自愧，脾虚失意而不乐，肺虚多忧而善悲，若肝虚抑郁而善怒，此皆五脏之神志先虚，神明受病，虽有痰有火，实不足之虚病，宜补不宜泻。"说明本病总由五脏虚损所致，或可因虚致实而表现为本虚标实。其中，心、肝、肾三脏的亏虚对本病的影响尤其重要。《景岳全书·郁证》曰："至若情志之郁，则总由乎心，此因郁而病也。"与《素问·本神》提出的"心气虚则悲"相呼应。各种情志刺激作用于人体，首先激发心神，通过心神的调控作用，使五脏产生相应的情志活动，如《医门法律》所言"忧动于心则肺应，思动于心则脾应，怒动于心则肝应，恐动于心则肾应，此所以五志随心所使也"，因心主神，为"五脏六腑之大主，精神之舍也"。沈金鳌在《杂病源流犀烛》中则指出："肝虚则筋软缓而无力以束，无力以束则周身之肌肉皆涣而若解；肾虚则骨萎，而不能自强，不能自强则遍体骨节皆松懈而多。惟其然，故恹恹悒悒，淳淳闷闷，若不可以为人。"从脏腑功能的角度论证本病同肝、肾虚弱关系密切。

3. 阳虚不展

《素问·生气通天论》载"阳气者，若天与日，失其所则折寿而不彰，故天运当以日光明，是故阳因而上，卫外者也"，指出阳气是保证人体各功能脏腑正常运转的重要因素。《景岳全书》说："真阳不足者，必神疲气怯。"《类经》云："阳衰则阴乘之，故多忧而悲。"抑郁症患者的典型表现为情绪、兴趣和活动力低下，为一派阳虚不足之象，引张景岳所说："又若忧郁病者，则全属大虚，本无邪实，此多以衣食之累，利害之牵，及悲忧惊恐而致郁者，总皆受郁之类…此其戚戚悠悠…神志不振…凡此之辈，皆阳消证也，尚何邪实？"肾中元阳的盈亏关乎人一身阳气的盛衰。肾阳充足则载精上行养脑，使脑髓充盈，表现出精力旺盛、思维敏捷、自信心强、意志坚定、动作迅速，如《中医大辞典·基础理论分册》谓："肾气盛则精神健旺，筋骨强劲，动作敏捷。"除了纯阳虚致病外，还应当包括由痰湿、瘀血、郁结之气等病理产物堵塞经络三焦所引起的阳气不能敷布、舒展，类似临床继发性或伴发性的抑郁症。

4.情志过极，气机紊乱

"肝者，将军之官，谋虑出焉"，喜条达，恶抑郁，主疏泄。张锡纯认为肝"主元气的萌发，为气化发生之始"，对全身的气机调畅起关键性作用。若长期压力过大、精神紧张、愤怒、悲哀，或素来性格敏感、纠结，思虑过多等，易使肝失疏泄，气机郁结停滞，或扰乱气机的正常运作，如"怒则气上""悲则气消""恐则气下""思则气结"，使人体气机失常、气血失和、阴阳失衡，终致神机紊乱而发本病。若受惊吓或过度刺激，"惊则气乱""惊则心无所倚，神无所归，虑无所定"，同样可导致抑郁症发生。气郁久可化火，或导致痰湿、瘀血产生，进一步扰乱气机，造成虚实夹杂型的抑郁症。

二、治疗经验

1.通任督，调脑神

张锡纯说："神明之体藏于脑，神明之用发于心也…脑为元神，心为识神，脑中之神，体也；心中识神，用也。"指出心、脑皆和神有直接的关系。李时珍首次提出"脑为元神之府"，《医宗金鉴》解释道："头为诸阳之会，位居至高，内涵脑髓，脑为元神之府，以统全体。"督脉的循行同脑密切相关，如《难经》载"督脉者，起于下极之俞，并于脊里，上至风府，入属于脑"，故针刺督脉上的穴位有助于启闭通窍，清理头目，调理脑神，恢复神机，使外界的刺激可以顺利到达脑神，并且脑神的指令能畅达头目诸窍和四肢百骸。同时，督为阳脉之海，具有统率一身诸阳的作用，针之可振奋人体阳气，达到"益火之源以消阴翳"的目的。任脉为阴脉之海，循行于腹部正中，精血阴津皆灌注于内，上通于脑。其循行贯穿上中下三焦，联系胸腹腔诸脏腑，协助脾胃之运化、肝之疏泄、肾之藏精及肺之肃降等，对机体气的布散和调节起到非常关键的作用。任督两脉一阴一阳，同出于胞中而异行，为肾所主，上连神明之府（大脑），下贯十二经脉，联络心、肝、肾等诸脏，相交于承泣，共同参与协调平衡人体阴阳。阳气导阴精上承，阴精引阳气下潜，二者相交于脑部，阴升阳降，循环灌注，是谓水火既济、阴阳平衡，脑府元神，得以充养。因此，通任督除可启闭通窍、调脑神外，还可平衡阴阳，使脑神及各脏腑功能恢复"阴平阳秘"的健康状态，保证脑神得到充分的滋养而神机健旺不衰。

2.注重手足三阴经的调理

手太阴肺经、手少阴心经及手厥阴心包经组成人体上肢的阴经经络系统。肺者，主气、主治节，是宗气汇聚的地方，具有调节全身脏腑气机升降出入的功能。心藏神，"心为君主之官，神明出焉"，故心经和心包经的腧穴皆可调理心神，尤其对神志病有特殊功效。抑郁症患者心神不宁、悲伤情绪、慵懒乏力、胸闷气短的症状和手三阴经所主之病息息相关，针之可起到振奋经络气血、调养心神、宽胸理气的作用。足三阴经由足太阴脾经、足少阴肾经和足厥阴肝经构成。脾为后天之本，又是全身气机升降的枢纽，是化生气血精微及沟通三焦的重要脏腑。若脾运化失司，湿邪骤生，聚而为痰饮阴邪，阻滞经络，使气血不达五脏而致五神失养，或脏腑之（阳）气不能如常敷布贯彻周身，抑或使三焦气机紊乱失调，清降浊失常而发为本病。肝经常用于治疗肝胆病、胸胁胀痛、情志病及生殖系统病，和抑郁症的纳差、胁胀痛、情志抑郁不舒、性欲减退等症状相符合。肾为先天之本，主"志"，为作强之官，伎巧出焉，其循行同脑紧密联系。肾藏精生髓以充脑，是神志活动产生的物质基础，可使神志活动恢复正常状态，同时透过阴阳互根互用的道理，激发阳气运化，令人精神饱满、精力充沛和思维活跃。

3. 奇穴和腹针并用

奇穴同经络系统有着密切的联系，虽然主治范围比较单一，但多数对某些病症有特殊疗效，颇受历代医家重视。四神聪居于颠顶，为阳气之位，前后二穴在督脉循行线上，左右二穴旁及足太阳经脉，其主治和脑密切相关，故针四神聪能补益元气、振奋元阳、益脑安神。安眠穴位于翳风和风池连线的中点上，是治疗安眠的经验穴，具有安神的作用。近年来，薄氏提出以神阙为轴心的大腹部不仅有一个已知的与全身气血运行相关的循环系统，还拥有一个被人们所忽略的全身高级调控系统，为腹针疗法奠定理论基础。脐下气海、关元等穴处为人体生命之本，精气之源。任脉上的中脘、下脘、气海、关元四穴具有调理气机、固本培元的作用；而足阳明胃经上的天枢穴及足太阴脾经上的大横穴可促进脾胃的纳运相成，升降相因，临床上通过腹针疗法可以调动人体自然生理功能以实现调理脏腑阴阳气血平衡的目的。

4. 善用灸法温阳补虚

抑郁症患者常表现为情绪低落、无精打采、思想悲观负面、胆怯、少气懒言、行动力低下、纳不馨香及怕冷等，多为五脏虚衰，功能不足或阳气不足、阳郁不展所致。艾者，《本草纲目》谓"苦而辛，生温，熟热"，"入足太阴、厥阴、少阴经"，具有温通经脉、祛寒除湿、温阳补虚、化瘀开郁等作用。《神灸经纶》云："夫灸取于人，火性热而至速，体弱儿刚用，能消阴翳，走而不守，善入脏腑，取艾之辛香做炷，能通十二经，走三阴，理气血，治百病，效如反掌。"根据《黄帝内经》"针所不为，灸之所宜"的理论，徐世芬老师在临床中重视艾灸神阙穴以提高疗效。神阙之穴在脐，脐为先天之结蒂，又为后天之气舍，是神气同行的门户，此间元气长存，灸之可以壮补一身之元阳，调理神机，并且兼调先后天，令人神清气健，体力充沛，阳气充足，阴郁自消。

5. 选穴特点

抑郁症多为虚实夹杂，其主因神机郁闭紊乱。治疗以疏畅气机，化痰解郁，健脑安神等。百会、神庭、印堂均为督脉穴，可通调脑神，其中百会穴位于颠顶，是肝经与诸阳经交会之处，可升举下陷的清阳至头目，清神醒脑；《太平圣惠方》载四神聪穴"在百会四面各相去同身寸一寸"，前后神聪位于督脉之上，督脉"入络于脑"，且为阳脉之海，故前后神聪穴善于调神补髓，并可调节一身阳气，而左右神聪旁及肝经支脉，尤善镇静解痉，与百会合用可加强镇静安神、清头明目、醒脑开窍、平衡阴阳、祛风邪、活气血之功用，有助于改善抑郁症的胆怯、木僵、精神不振等症状。神门穴为手少阴心经之原穴；内关为手厥阴心包经之络穴，交通阴维脉，《针灸甲乙经》谓："心澹澹而善惊恐，心悲，内关主之。"两穴相配可补益心神，改善心悸和心神不宁；合谷为手阳明大肠经原穴，同手太阴肺经相表里，最善行气开郁，调畅一身气机，配足厥阴肝经的太冲为"开四关"，行气活血，通畅周身气机而达解郁安神的目的；神庭与本神（胆经穴），三穴组合运用称之为"三神穴"，具有醒脑安神之效；太溪为肾经原穴，照海交会阴跷脉，二者相合可滋阴补肾，强壮肾志；足三里加强健脾功能，有助于气血源源不断的生化和运转，同时防止痰湿骤生；三阴交养血补虚而安神；腹八针（中脘、下脘、气海、关元、天枢、大横）具有通调脏腑、和胃安神、补益气血的功用，使气血定则心神安。以上为主要取穴，兼有痰湿明显者加丰隆、阴陵泉；胸闷心慌者加天突、膻中；纳差、腹胀者加公孙。

三、验案举隅

唐某，男，27岁，铁路工作者。就诊日期：2016年5月。患者因"心情郁闷不乐，不欲多言1月余"前来就诊。患者平素性格敏感，易对友人所说的话思虑甚久，负面思想多，不能自制。1月余前，患者在无明诱因下开始出现心情低落，不欲多言，对周围的事情不感兴趣，急躁易怒。曾于上海市某医院心理科就诊，诊断为"抑郁症"，予口服药阿米替林及盐酸帕罗西汀片等，用后未见明显效果，现为求进一步治疗遂至我科就诊。

现症见：患者神志略低迷，表情无趣，对答迟缓，回答前思考良久，声音低微，眼神飘忽，不敢直视，伴头两侧隐隐跳痛，胸闷，易怒，默默不欲言，手脚冰凉。寐尚可，纳食可，二便调。观其舌淡暗，苔薄白，脉细弦紧。辨为郁证之阳虚气郁，治拟温阳开郁。

一诊：嘱患者仰卧位，头部选取百会（电针）、四神聪、神庭、印堂（电针），双侧安眠、本神、率谷、角孙；上肢取双侧神门、内关、合谷（电针）；腹部取中脘、下脘、气海、关元，双侧天枢、大横；下肢选取双侧阳陵泉（电针）、足三里、三阴交、太溪、照海、太冲、申脉；神阙艾灸。

具体操作："三神穴"向百会方向平刺1寸，其余穴常规针刺，平补平泻，得气留针，20分钟后起针，每周治疗3次，10次为1个疗程。1个疗程后，患者情绪低落明显缓解，表情自然放松，易怒改善。2个疗程后，已能主动和医生沟通，对答流利，可展笑颜。

摘自《四川中医》2017年第35卷第10期

～◆ 按 语 ◆～

患者素体阳虚不足，又敏感多虑，忧思过度导致神有所存而气机郁结不行，治拟温阳开郁。百会、神庭、印堂均为督脉穴。本神、四神聪居于头部。头为神明汇聚之处，督脉直接通于脑，脑为"元神之府"，诸穴共奏清利头目、开郁闭而安脑神的作用。内关和神门分别为心包经和心经的穴位，具有调养心神的功效，配合安眠则宁神之力更佳。四关穴（合谷与太冲）一气一血、一阳一阴、一升一降，相互制约、相互依赖、相互为用的关系，使升降协调、阴阳顺接，共奏调理脏腑、平衡阴阳、通达气血、镇静安神之功效。腹部气海、关元、中脘、下脘、天枢、大横调中补虚，使气机升降常安，全身气血舒畅，并引气归元，配上足三里则更能加强后天之本的调理。三阴交、太溪、照海培补先天之本，与前组穴位相合即可保证气血肾髓的源源化生以上奉荣养脑神。阳陵泉、申脉、角孙、曲鬓为阳经穴位，有助于舒畅一身之阳而推动气机的正常运行，缓解少阳头痛，并加强艾灸的功效，使阳气补而能升发上达头目脑窍，开郁启闭。诸穴配伍既能有效治疗抑郁症，还能对机体起到整体调节的作用。

程为平加强扬刺法治疗抑郁症临床经验

名家简介： 程为平，男，硕士研究生，教授，硕士生导师，黑龙江中医药大学附属第一医院神经内科主任、日本广岛大学客座教授。主要采用中西医结合疗法治疗各种脑病、脊髓疾病和肌肉疾病；自拟脑康胶囊治疗脑萎缩、老年性痴呆、血管性痴呆、中风偏瘫；自拟脊髓再生丹治疗脊髓炎后遗症等病。

一、名家识病

中医学认为抑郁症属于郁病的范畴。郁病是指情志不畅、气机郁滞所引起的以心情抑郁、情绪不宁、胸部满闷、胸胁胀痛，或易怒易哭，或咽中如有异物梗塞等症为主要临床表现的一类病症。病因多为情志内伤。病机主要为肝失疏泄、脾失健运、心失所养及脏腑阴阳气血失调。《灵枢·本神》篇曰："肝气虚则恐，实则怒……脾气虚则四肢不用，五脏不安，实则腹胀经溲不利……心气虚则悲，实则笑不休。"程为平教授认为此病虽发于五脏，但病位在脑，脑神被抑是其根本病机。故治宜醒脑宁神、理气开郁、调畅气机、怡情易性。根据病机分别加用养心安神、补益心脾、滋养肝肾等法。

二、治疗经验

扬刺法，是在病变局部（如疼痛处）中心直刺 1 针，再在其上下左右各刺 1 针的针刺方法。即《灵枢·官针》上说："扬刺者，正内一，傍内四。而浮之，以治寒气之博大者也。"加强扬刺即在扬刺的基础上，再在中心穴位左上、左下、右上、右下各加刺 1 针，或于四周穴位连线的中点各加刺 1 针。此方法可扩大扬刺的应用范围，强化针刺的刺激范围，加大刺激量。

1. 主穴

取百会、四神聪。百会：平刺 0.5~1.0 寸；四神聪：平刺 0.5~0.8 寸；再以各四神聪穴为中点，向前后、左右各作一延长线，两延长线的交点各加刺 1 针，或于两神聪穴连线的中点各加刺 1 针，深度 0.5~0.8 寸，八针方向均朝向百会，此即加强扬刺百会、四神聪。

2. 随证配穴

①心脾两虚者：症见心悸易惊、善悲欲哭、夜寐不安、食少倦怠，加内关、神门、三阴交、足三里，以补益心脾、调养心神；②阴虚火旺者：症见多言善惊、心烦易躁、不寐、口干，加太溪、大陵，以滋阴降火；③痰气郁结者：症见胸闷叹息、忧虑多疑、不思饮食，加丰隆、太冲、中脘，以涤痰开窍、调气解郁。另心烦剧者，加间使以除烦；心慌焦虑者，加通里以安神。各穴均常规直刺。

3. 操作方法

针刺时间 45 分钟，每 15 分钟行针 1 次，每次每穴 10~15 秒，得气为度，行针手法采用"实则泻之、虚则补之"的原则，每日针刺 1 次。

4. 处方分析

主穴：百会为诸阳之会，位于颠顶，内通于脑，又名三阳五会，足厥阴汇聚之地，针刺可调整脑神、醒脑宁神。四神聪为经外奇穴，位于头顶部，当百会前后左右各 1 寸，共 4 个穴位，可安神定志、健脑益智。现代科研证实，扬刺百会和四神聪穴可以改善大脑血液循环，激发调节脑神经功能活动，故作为治疗抑郁症的主穴。加强扬刺百会、四神聪可强化针刺的刺激范围，加大刺激量，能很快起到疏通气机、养脑宁心安神、安和五脏之功效。

内关穴通阴维脉，为手厥阴心包经的络穴，故可宽胸利膈、畅通三焦气机，为降逆要穴。神门为手少阴心经的络穴、原穴，针刺可以起到补益心气、安神的作用。三阴交为足太阴、少阴、厥阴经交会穴，可滋阴降火。足三里为胃之合穴，健脾益气，为益气补虚之常用主穴。太溪为肾经之原穴、输穴，有益肾滋阴的功效。大陵为心包经原穴、输穴，可醒神开窍、宁神定志。与神门、内关合用，补益心脾，宁神解郁。丰隆为胃经之络穴，可化痰通络，乃治痰之要穴。太冲为厥阴肝经的输穴，"所注为输"，即太冲为其气血流注部位，针刺能起到调整肝经气血、疏肝解郁的目的。间使是心包经经穴，为除烦要穴。通里是心经之络穴，针刺可宁心通络、安神定悸。

三、验案举隅

【案 1】孙某，男，51 岁，2009 年 1 月 8 日初诊。患者 3 年前因工作压力出现抑郁症状，进行性加重，并伴有焦虑、心烦、多梦、恐惧、强迫思维，发作性双足冷感，热气由胸上冲于头。当日舌淡红微紫，苔微黄，脉沉略数涩。汉密尔顿抑郁量表测试结果：39 分。诊断为郁证，辨证属阴虚火旺型。针灸治疗采用加强扬刺百会、四神聪法，根据证型加刺太溪、大陵、三阴交、太冲、商丘。由于患者恐惧焦虑，加刺通里，每日针灸 1 次。行针手法：太冲、商丘行泻法，余用补法，每次留针 45 分钟，每 15 分钟行针 1 次。2009 年 1 月 23 日主诉抑郁、焦虑、双足冷感均有好转，但依旧多梦，在前方的基础上加刺神门，行泻法。2009 年 2 月 7 日自诉焦虑心烦好转，汉密尔顿抑郁量表测试 17 分，但有时轻度呃逆，加刺内关行泻法。2009 年 2 月 22 日主诉诸症减轻，继续针刺至 2009 年 3 月 2 日，患者自觉已无抑郁、焦虑症状，汉密尔顿抑郁量表测试结果为 6 分，已属正常。

【案 2】李某，女，34 岁，2009 年 2 月 27 日初诊。患者 2 年前因生气出现焦虑抑郁，伴睡眠不佳、多梦、逐渐对事物失去兴趣，平素胸闷、气短、善叹息、纳呆，就诊当日脉沉缓寸短，舌淡红，苔薄白。汉密尔顿抑郁量表测试结果：37 分。诊断为郁证，辨证属心脾两虚型。用加强扬刺百会、四神聪法，加刺内关、神门、三阴交、足三里。行针手法均用补法，留针行针时间同上。2009年3月11日诉近日睡眠转佳，入睡较前容易且睡眠时间增加，饮食略有改善，但胸闷、气短、善叹息未见明显好转。在前方基础上加刺太冲行泻法，2009年3月29日诉胸闷、气短症状有所好转，但仍有不适，汉密尔顿抑郁量表测试为28分。继续针刺至2009年4月18日，诉诸症明显减轻，视患者精神明显转佳。继续前方至2009年5月3日，汉密尔顿抑郁量表测试为8分，已属正常。

【案3】赵某，男，47岁，2008年10月11日初诊。患者自3年前无明显诱因出现胸闷、气短、善叹息，平素易怒，且怒而不发，多思多虑，不思饮食，当日脉弦滑略数，舌暗红，齿痕胖大，苔薄黄少津，汉密尔顿抑郁量表测试结果：抑郁37分。诊断为郁证，辨证属痰气郁结型。用加强扬刺百会、四神聪法，加刺丰隆、足三里、太冲。行针手法：丰隆、太冲用泻法，余用补法，留针行针时间同上。2008年10月19日诉近日饮食转佳，其他未见明显缓解，尤其心烦症状明显，加刺间使，行泻法。至2008年10月23日家人诉其较前略显随和，汉密尔顿抑郁量表测试为29分，继续前方至2008年11月28日，患者自觉症状明显好转，饮食睡眠均有很大改善，汉密尔顿抑郁量表测试为11分，患者遂要求停止针灸治疗。

摘自《针灸临床杂志》2010年第26卷第03期

~ 按 语 ~

传统针刺治疗抑郁症以涤痰开窍、养心安神为主要治则，多取神门、内关、心俞、脾俞、丰隆等作为主穴。程为平教授认为脑主情志，脑是调节情志变化的主体，是主导心理状态的最重要基础。《元气论》曰："脑实则神全，神全则气全，气全则形全，形全则百关调于内，八邪消于外。"《本草纲目》亦云："脑为元神之府。"故醒脑宁神为主要治则。《灵枢·海论》说："脑为髓之海，其输上在于其盖（百会）。"督脉"贯脊属肾""入属于脑"（《难经·二十八难》），与脑直接联系，为阳脉之海，总督一身之阳气，统领诸经，进而联系五脏六腑，对经脉、脏腑病变均有调整作用；与诸阳经均有联系，而阳经与阴经会合于头项部，同时通过经脉之间的相互交叉联系奇经八脉，因此具有全身整体调节作用。百会穴为手足三阳经与督脉及足厥阴肝经之会，位居头之颠顶，犹天之极星居北，为百脉聚会之处，可调补中气，健脑宁神，是宁心调神之要穴。四神聪穴居于颠顶，为阳气之位，前后二穴在督脉循行线上，左右二穴旁及足太阳经脉，而足太阳膀胱经"上额，交巅""从巅入络脑"（《灵枢·经脉》），故针四神聪能补益元气、振奋元阳、益脑安神。故用加强扬刺百会、四神聪作为主穴。

目前，由于各种原因的影响，抑郁症患者日益增多，病情严重影响了生活质量，且大多反复发作，难以治愈。对于发病机制错综复杂的抑郁症，仅仅依靠作用单一、靶点明确的方法进行治疗往往难以效验。而在整体观念指导下的针灸治疗，符合西医学的"生物－心理－社会医学"模式，且施术简单方便，没有药源性所带来的肝肾损伤等副作用，故对抑郁症的治疗优势逐渐得到重视。

范军铭电针治疗抑郁症经验

名家简介：范军铭，男，毕业于南京中医药大学，全国名老中医。对失眠、抑郁症、焦虑症、躯体形式障碍等各种精神情感障碍类疾病及各种脑病有丰富的临床经验及独特见解。其擅长应用中西医治疗各种失眠症、抑郁症以及强迫症、恐惧症、惊恐发作、疑病症等；尤其擅长应用针药结合认知增强疗法治疗情绪相关的各种心理问题。主持国家自然基金面上项目两项，河南省中医临床学科领军人才培育计划一项、河南省中医药研究专项、国家科技重大专项。河南省政府首批特殊津贴专家，河南省学术技术带头人、河南省中医领军人才，发表论文40余篇，出版专著3部，获省科技成果奖3项，厅级成果奖8项。

一、名家识病

抑郁症大体属于中医学"虚劳""郁证""百合病"等范畴。《素问·阴阳应象大论》记载："人有五脏化五气，以生喜怒悲忧恐，故喜怒伤气，寒暑伤形；暴怒伤阴，暴喜伤阳"；《金匮要略·百合狐惑阴阳毒病脉证治第三》曰："百合病者，百脉一宗，悉致其病也……如有神灵者，身形如和，其脉微数"；《杂病源流犀烛·诸郁源流》指出："诸郁，脏气病也，其源本于思虑过深，更兼脏气弱，故六郁之病生焉"。以上各家分别从不同的方面提及抑郁症的病因病机。范军铭教授在继承中医学对抑郁症的认识后更集当代百家之长，通过多年对抑郁症的临床研究，认为本病病初多实，多由于忧思郁怒，气机郁结，致情志失调、气血失和。气郁易于化热，故患者兼心神不宁等证。火易灼津伤液，炼液成痰，形成虚实夹杂之候。病久则由气渐入营血，劳心伤志、心失所养，阴阳两虚，形神俱病。总体上抑郁症演变过程是由实到虚。

抑郁症是由于情志失调，气机郁滞，脑神失养，神失所藏而致，在此基础上兼及心、肝、脾、肾诸脏。脑为"髓海""元神之府"，主藏而不泻，喜盈而恶亏虚，至清而不容邪，是精神情感和思维活动的发源地。脑失调控，出现心情低落等情志症状；七情失制，使五脏气机失调，痰瘀阻滞经络，而出现各种躯体症状。

二、治疗经验

针灸治疗本病的根本原则在于调神理气，只有在神气正常的基础上，才有可能使躯体症状得到改善。《灵枢·九针十二原》中记载："小针之要，易陈而难入，粗守形，上守神。"脑为元神之府，神志与脑密切相关。《灵枢·本神》载："凡刺之法，先必本于神。""神"是血、脉、营、气、精的外在表现，即人的精神思维活动，表明调节神志的重要性。

1. 健脑调神

范军铭教授认为，抑郁症的治法首先应为健脑调神。督脉贯脊络脑，具有全身性调节作用，针刺可调神醒脑，则脑自宁，神自安；亦可振奋阳气，改善以脑功能低下为主要表现的抑郁症状。督脉经穴具有宁心安神的作用。百会穴居于颠顶，为百脉汇聚之处，可调补中气，健脑宁神，是宁心调神之要穴，临床常与印堂、四神聪组成配穴，交替使用。大椎为督脉经穴，诸阳之会，可通调督脉，调神醒脑。上星又名鬼堂、神堂、明堂，为《备急千金要方》所载十三鬼穴之一，《类经图翼》对其治疗作用描述为"主百邪癫狂"。针刺诸穴共奏健脑调神之效。

2. 辨证分型，随证加减

抑郁症临床表现不同，针灸治疗应辨证施治，调节阴阳平衡，方能取得治疗效果。实证如肝郁气滞者应选取期门、太冲、肝俞，以疏肝理气解郁；气郁化火者应选取行间、内庭、支沟，以清肝降火、调气解郁；痰湿阻滞者应选取丰隆、足三里、中脘，以健脾和胃、除湿化痰。虚证如阴虚火旺者应选取太溪、三阴交，以滋阴降火；心脾两虚者应选取神门、心俞，以健脾益气、养心安神；肝肾不足者应选取肝俞、肾俞、大椎、百会，以滋补肝肾、填精益髓。

3. 结合电针，提高疗效

针刺治疗抑郁症常常配合使用电针，以提高疗效。当机体的脏腑功能处于低下的状态时，电针常常可以通过电兴奋性刺激而使机体恢复至正常的生理状态。电针治疗抑郁症的作用机制是多途径的，电针疗法在传统针刺的基础上又加以不同频率的电刺激，使穴位受到的刺激更加强烈，进而改善全身症状，以达到更好的治疗效果。例如在赵慧等观察电针治疗抑郁症临床疗效的研究中，将 90 例抑郁症患者随机分为三组；电针观察组、电针对照组、药物对照组。电针观察组选百会、足三里两穴。两穴分别施以提、插、捻、转手法，得气后接脉冲电疗仪，频率为 3Hz，波型为连续波，以患者能耐受为度，留针 30 分钟。电针对照组取双侧内关、神门、太冲、三阴交，针刺得气后接同样的脉冲电疗仪，频率、波型和留针时间同电针观察组。药物对照组给予口服百优解，20mg/次，每日 1 次。疗程均为 6 周。结果显示：电针观察组与电针对照组比药物对照组起效快；电针观察组疗效优于电针对照组和药物对照组。

4. 针灸配合心理疗法

神经递质学说指出抑郁症是大脑神经递质在神经突触间的浓度相对或绝对不足而使机体精神活动和心理功能处于全面低下状态。针灸作为一种有效的治疗方法，可以兴奋机体低下的功能状态，同时应该积极配合心理疏导，增强患者的自信心，缓解其思想压力，以提高疗效。刘荣先等观察针灸配合心理疏导治疗抑郁症的临床疗效中，接诊时医生应认真倾听患者的烦恼并耐心地引导其宣泄不良情绪；在诊察及测评时，对患者解释说明相应的机体和精神问题；在治疗过程中，耐心与患者交流沟通，帮助患者建立信心，消除紧张焦虑及悲观的情绪，改善患者的精神症状、生活及行为方式。结果显示总有效率 89%。研究表明配合心理疏导治疗抑郁症疗效好、副作用少、适合临床应用。

摘自《中国民间疗法》2016 年 8 月第 24 卷

❧ 按 语 ❧

范军铭教授认为，本病病初多实，病久由气渐入营血，形神俱病，以虚为主。抑郁症是由于情志失调、气机郁滞、脑神失养、神失所藏而致，在此基础上兼及心、肝、脾、肾诸脏。病程中主要以气、痰、瘀、虚为基本顺序发展变化。治疗结合电针，辅以心理疏导，疗效确切。电针常常可以通过电兴奋性刺激而使机体恢复至正常的生理状态。

符文彬腹针治疗抑郁症经验

名家简介：符文彬，教授，主任医师、博士研究生导师，现任广东省中医院大针灸科主任，广东省针灸学会会长，国家重点针灸专科学科带头人，广州中医药大学国家重点中医学科针灸推拿学学术带头人，全国名老中医专家学术经验继承人。符文彬教授治学严谨，学验俱丰，从事针灸临床、教学、科研工作 20 多年，对针灸治疗抑郁症、焦虑症、帕金森病、痛风性关节炎、脑病和痛症、颈腰腿痛及中风等疾病的临床和理论研究有较深的造诣。

一、名家识病

1. 病因病机

情志因素是抑郁症的主要致病原因，但情志因素引起抑郁症，除与精神刺激的强度及持续时间的长短有关外，还与人体自身的状况有密切关系。正如《杂病源流犀烛·诸郁源流》说："诸郁，脏气病也，其原本于思虑过深，更兼脏气弱，故六郁之病生焉"，说明机体的"脏气弱"是导致抑郁症的内在因素。

"脑为元神之府"，说明脑主神明而总统诸神。脑是精神情志最高指挥官，情志因素可直接伤及脑神，出现脑神失控，又导致人体各个器官功能失调。因而，抑郁症发病以肝郁为先导，逐渐累及脑窍。抑郁症初期，多以气滞为主，常兼见血瘀、肝火、痰湿等，为实证；日久常由实转虚，影响气血阴阳，形成心、脾、肝、肾亏虚的不同病症。在临床上，也有虚实兼证，以及初起因耗伤气血、损伤脏腑功能而表现为虚证者。所以，就抑郁症的病机来看，以脑神失用、肝失疏泄、诸脏失安为主。

2. 辨证分型

符文彬教授根据临床常见的症状将抑郁症分为 6 个证型。①肝气郁结型：精神抑郁、烦躁、胸胁作胀，或脘痞、嗳气频作、善太息，月经不调，舌苔薄白，脉弦；②肝郁化火型：心烦易怒、胸胁胀满、口苦而干、头痛目赤、大便秘结，舌红苔黄，脉弦数；③肝郁痰阻型：精神抑郁、胁肋胀痛、咽中如有物梗阻，吞之不下，咯之不出，舌苔白腻，脉弦滑；④心胆失调型：精神抑郁、心悸胆怯、难以入睡、多梦、烦热恶心，舌红，脉弦细；⑤心脾两虚型：头晕、神疲倦怠、心悸、失眠健忘、面色萎黄，舌质淡、苔薄白，脉弦细或细弱；⑥心肾不交型：失眠多梦、心烦易惊、情绪低沉、精神疲惫、腰膝酸软，舌红少苔，脉弦细或细数。

二、治疗经验

1. 主穴取百会、印堂

方义：百会故名"三阳五会"，位于颠顶，是督脉、足太阳膀胱经、足少阳胆经、手少阳三焦经和足厥阴肝经的会穴。督脉是人体诸阳经脉之总汇，对整个经脉系统有统率作用，其主干行于脊里，向上行至项后风府进入脑内，上循颠顶，故督脉与脑、脊髓关系相当密切，历代医家有"病变在脑，首取督脉"之说。《灵枢·经脉》云："肝足厥阴之脉，起于大趾丛毛之际……上出额，与督脉会于巅。"肝为刚脏，其气易逆易亢，故针颠顶之百会穴可以平肝潜阳、疏肝理气。百会属阳，又于阳中寓阴，故能通达阴阳脉络、连贯周身经穴，对机体的阴阳平衡起重要作用。印堂为经外奇穴，位于督脉的循行线上，有活络疏风、镇静安神的功用。

操作方法：患者取仰卧位，常规消毒针刺部位。百会：向后平刺10~20mm；印堂：从上向下平刺 10~20mm。针后通过鼻道深呼吸 6 次，休息 1 分钟后再深呼吸 6 次，直至出针。

2. 配穴取四关、八脉交会等对穴

（1）肝气郁结型：配四关。四关穴即双侧的合谷、太冲。合谷为手阳明大肠经之原穴，主调气，具有通经活络、行气开窍、镇静安神等作用；太冲为足厥阴肝经的输穴、原穴，主调血，有疏肝理气、平肝息风之功。足厥阴肝经与督脉交于颠顶，两经脉气相通，太冲位于肝经上，又可调理脑神。阳明多气多血，足厥阴多血少气。合谷属阳主气，轻清升散；厥阴属阴主血，重浊下降。两穴相配，一阳一阴、一腑一脏、一上一下，起到疏肝解郁、安神定志、调和气血的作用。

（2）肝郁化火型：配后溪、申脉。后溪为手太阳小肠经输穴，小肠与心相表里，心主神志，通于督脉，又入络于脑，脑为"元神之府"，故后溪有清心安神的作用；申脉为足太阳膀胱经穴，膀胱经络于脑，与阳跷脉相通，有安神定志之功。两穴合用可增强清热醒神之力。

（3）肝郁痰阻型：配外关、足临泣。外关为手少阳三焦经的络穴，络于手厥阴心包经，与阳维脉相通；足临泣为足少阳胆经输穴，与带脉相通。两穴合用具有清肝利胆、宽胸利胁、除烦理气作用。

（4）心胆失调型：配内关、阳陵泉。心为五脏六腑之大主，主神明，主明则下安，主不明则十二官危，诸症丛生；胆为中正之官，主决断，其气通于心，《素问·六节藏象论篇》云："凡十一脏取决于胆也"，胆气不和，则五脏难安，故在神志方面，心胆二者往往相辅相成，相互为用。内关为手厥阴心包经的络穴，通于阴维脉；阳陵泉为胆的下合穴、胆经的合穴和筋之会穴。两穴相配可达到调理心胆的目的。

（5）心脾两虚型：配内关、公孙。内关为手厥阴心包经络穴，与阴维脉相通，可镇惊安神，清心除烦，理气和胃；公孙为足太阴脾经络穴，通于冲脉，可理脾和胃，平冲降逆，除痰降浊。两穴相配理脾和胃，调和气血，益养心神。

（6）心肾不交型：配列缺、照海。列缺为手太阴肺经的络穴，与任脉相通；照海属足少阴肾经，与阴跷脉相通，肾经联络心脏，交接于手厥阴心包经。两穴合用，上下配合，可宣肺理气，宽胸降逆，滋水涵木。

3. 注重背俞穴心俞、四花穴的应用

背俞穴是脏腑之气输注于背部的特定穴，也是督脉之气通过足太阳膀胱经并输于内脏的部位。"心主神志"，所以选取心俞养心安神定悸，缓解患者的烦躁、焦虑不安、紧张恐惧等症状。四花穴乃膈俞和胆俞，符文彬教授认为血会膈俞，属阴，有行血、活血、宽胸之功；胆俞为胆腑之气输注于背部处，属阳，具有疏肝利胆、升清降浊之效。两者一阴一阳、一气一血，相互制约、相互为用，调气和血、理顺阴阳。

具体操作：患者取俯卧位，四花穴采用直接灸，先在四花穴上涂少量跌打万花油以起粘附作用，然后将麦粒大艾炷放置于穴位上，用线香点燃，任其自燃，至艾炷燃烧接近皮肤，患者有温热感时，即用镊子将未燃尽的艾炷移去，每穴施灸5壮。灸毕取一侧的心俞、胆俞埋皮内针：将施术穴位皮肤常规消毒，用左手拇、示指将穴位的皮肤向两侧绷紧，右手持镊子夹住麦粒型皮内针针柄，针尖对准穴位平刺入穴位皮下，然后在针柄和相应的皮肤之间贴一小块胶布，再用较大的胶布覆盖在针柄上，以防针具移动或脱落。

4. 善用腹针，"引气归元"

脾胃乃"后天之本"，是三焦的升降枢纽，脾主升清，胃主降浊，只有升降平衡，一身之气机才可正常运行。同时脾功能健全，则机体之精微物质充足，并输布至清窍髓海，才可使精力充沛，神气充足，则脑有所养，神机敏捷。

"引气归元"取中脘、下脘、气海和关元。依据"根结"理论，足太阴脾经结于中脘，且中脘为胃之募穴，因而中脘、下脘具有健运脾气，调中焦升降之功能；气海为气之海，关元具有培肾固本之效。"引气归元"四穴合用具有以后天养先天，从整体调节脏腑功能的作用。

操作方法：患者平卧，暴露腹部，皮肤常规消毒，选用直径为0.22mm、长40mm的一次性毫针，按以上穴位所列顺序依次直刺，进针后捻转使局部产生针感，留针30分钟，起针后在"引气归元"4个穴位上用麦粒大小的艾炷每穴灸5壮（具体灸法同上）。

5.针刺时注重守神调气，并结合心理治疗

守神在针灸治病中极为重要。《灵枢·本神》记载："凡刺之法，必先本于神"。《灵枢·官能》也说："用针之要，勿忘其神"。守神不仅要求医者全心为患者医治，也要求患者心无杂念，聚精会神地配合针刺。《标幽赋》曰："凡刺者，使本神朝而后入，既刺也；使本神定而气随，神不朝而勿刺，神已定而可施"，明确指出医者需在患者精神集中后方可针刺。深呼吸有守神、调气两大作用。"肺主气，司呼吸"，肺对全身的气机具有调节作用。《难经》曰："吸则气升，呼则气降"，肺通过呼吸的升降出入运动调节全身气机。而有节律地深呼吸、自主地调匀呼吸，不仅能使患者精神放松，凝神于针下，且能使全身气机调和，利于针刺时经气传导。因此，符文彬教授在留针过程中，让患者通过鼻道深呼吸6次，休息1分钟后再深呼吸6次，直至出针。

抑郁症属精神心理性疾病，在治疗过程中符文彬教授很重视心理治疗。通过心理疏导、认知行为等心理疗法转变病人的错误认知观念，争取患者的主动配合。

三、验案举隅

患者，女，32岁，2011年6月28日初诊。主诉：心慌善惊，情绪低落伴失眠、呼吸困难2月余。现病史：于2月前因受刺激出现嗳气、心慌、脘腹胀满，昼轻夜重，曾于外院治疗，诊断为慢性胃炎，曾口服中药，效果不佳遂来针灸科门诊就诊。刻下症见：心烦易惊，情绪低沉，精神疲惫，入睡困难，腰部酸软，面色萎黄，饮食不佳，大便次数增多，日行2~3次，未见黏液，舌红少苔，脉弦细。中医诊断：郁病（心肾不交型）。治则：养心安神，交通心肾。治疗方法：体针取百会、印堂、列缺（双）、照海（双）；腹针取"引气归元"穴。艾灸：四花穴；埋针：心俞（左）、胆俞（右）。每周治疗2次，6次为1个疗程。经2个疗程治疗后，患者心慌、心悸消失，情绪稳定，睡眠明显好转。

摘自《湖北中医杂志》2011年4月第33卷第4期

❧ 按 语 ❧

　　抑郁症是由于情志不舒、气机郁滞所引起的一类病证，以心情抑郁、情绪不宁、胸胁胀满、易怒善哭或咽中如有异物梗阻为主要症状，常伴有眩晕、失眠、纳呆等全身症状。随着社会和经济的发展，人们的生活节奏加快，生活压力增加，抑郁症成为一种广泛影响人们生活质量和身心健康的疾病。符文彬教授针灸治疗抑郁症的经验，从抑郁症的理论依据、论治、针刺方法、针刺时注重守神调气和结合心理治疗等方面阐述。符文彬教授治疗抑郁症首在辨证，注重调神，善用八脉交会、腹针、五脏背俞穴等理论，灵活施治，疗效显著。

名家选方

郝万山柴桂温胆定志汤治疗抑郁症经验

名家简介：郝万山，北京中医药大学教授。他治学严谨，临床经验丰富，对医理、药理、养生、医学心理学等学科均非常精通；在治疗抑郁症方面有独到的见解和治疗方法，现介绍如下。

一、名家识病

郝万山教授认为本病的病机是心胆阳虚气虚、脑神失养、肝气郁结、神窍痰蒙。中医理论认为心主神志、肝主谋虑、胆主决断，三脏和脑神关系至为密切。因此，忧郁不乐、思维迟钝、记忆减退、头晕头痛、失眠多梦等神窍不明之象当与心、肝、胆的阳气不足，脑神失温失养有关。而阳气不足，疏泄无力，必然会导致气机郁结而致情绪低落、心情沮丧。何况阳气不足者，浊阴必乘；气机郁结者，痰浊必生。痰浊乘虚上扰清窍，神窍因此迷蒙。肝郁不舒，克脾犯胃，胃纳呆滞，则食欲不振。阳虚失温，痰浊阻滞，气血不畅，脉络失和，则致肢体窜痛、疲乏无力、手足厥冷等。郝万山教授尤对晨重夜轻之现象进行了深入的分析。《素问·生气通天论》说："阳气者，一日而主外，平旦阳气生，日中而阳气隆，日西而阳气已虚，气门乃闭。"其揭示了人体阳气与脏腑活动有昼夜盛衰的自然时间节律。就大多数人来说，清晨是人体阳气由潜闭内敛转为外发隆盛的时候，既要借助肝阳肝气的展发疏泄，又要依赖少阳相火、少阴君火的温煦长养。而心与肝胆阳气虚衰者，得时当旺而不旺，当疏泄而不疏泄，机体耗能却增加，因此，脑神失养、痰浊蒙蔽、精神抑郁、思维迟钝之症必然加重。至暮则耗能降低，气机内敛，心与肝胆的负担减轻，故其症或可缓解。

二、治疗经验

抑郁症治疗以温补心胆、舒郁涤痰为要。郝万山教授根据以上分析提出温补心胆阳气，益肝兼助疏泄，养脑涤痰醒神，当属对本症的根本治法。方选柴胡桂枝汤、温胆汤、定志小丸、四逆散等合方化裁，名以柴桂温胆定志汤，并据病情予以加减。

方药组成如下：柴胡、黄芩、桂枝、赤白芍、半夏、生姜、陈皮、茯苓、人参、菖蒲、远志、枳壳、竹茹、大枣、炙甘草。方用人参补五脏、益元气、安精神、定魂魄、开心健脑；茯苓利窍去湿导浊、补心益脑醒神；菖蒲、远志豁痰开窍、振心阳、益智慧、醒脑神，但温补心阳、振奋肝胆、疏达郁结、涤痰导浊之力均不足。于是配小柴胡汤疏达郁结、振奋肝胆脾胃；伍桂枝汤，取桂枝、甘草等辛甘化阳以温补心阳；配温胆汤以增强涤痰醒神定志之力。

此外，《伤寒论》小柴胡汤可治邪郁少阳，枢机不利，胃气失和所致嘿嘿不欲饮食、心烦、胸胁苦满等症，和本症肝胆郁结，疏泄失司，胃纳呆滞所致的情感抑郁、食欲不振、胸胁烦闷等颇同。

《伤寒论》桂枝汤可治邪伤经脉，气血失和，所致的"肢节烦疼""身痛不休"，倍芍药又治腹满时痛，和本症阳虚失温，痰浊阻滞，气血不畅，脉络失和所致之肢体、内脏窜痛、四肢木无知觉等相似。至于温胆汤，北京中医药大学王玉川教授文章，有"温胆汤名为治胆寒，实则治脑之正气不足"的论述，更知与本病之病机相合。且三方中柴胡、芍药、枳壳、甘草即《伤寒论》的四逆散，原治少阴阳郁致厥，对本症肝气郁结，阳郁不达而见手足发凉、情感抑郁，自有效应。诸方相合，寒温并用，攻补同施，共奏温补心阳、疏解肝郁、豁痰开窍、养脑醒神之效。对轻症抑郁症患者，单用本方则有效，对重症则应中西药物联合应用，见效早，控制症状快，副作用少。

郝万山教授还认为，方中黄芩、竹茹不宜轻去，因抑郁发作期间，虽以阳衰、气郁、痰蒙为主，但气郁之处必有伏热，痰郁既久，每易生火。当抑郁症状基本控制，舌质转为红活时，应去善鼓"心包之火"的菖蒲、远志，人参易以太子参或党参，桂枝减量，以防阳复太过，火邪复起而转为躁狂症。

三、验案举隅

管某，女，42岁，1994年4月16日初诊。患者因心情抑郁、头昏头痛5月，加重3月，由家属陪同来就诊。5月前，因不明原因的疲劳无力，反应慢，完不成工作而心情郁闷，并常常有自责自疚感。后渐见头痛，失眠，早醒，醒后赖床难起，甚至正午仍未起床，食欲不振，疲乏无力，四肢麻木，肩背疼痛或窜痛，时而觉酸痛如压重石，对周围事情失去兴趣，至就诊时已逾3月不能正常工作及料理家务，因痛苦不堪忍受，时时有自杀念头。在某精神病院诊为精神抑郁症，用抗抑郁药后，出现眩晕、口干、恶心等反应，遂拒绝服药。现症见两目呆滞、愁容满面、端坐不动、问而不答。病情由家属代述。且手足冰凉、脉细小而弦而数，舌体胖大，舌质暗淡，舌苔白厚腻。西医诊断：躁狂抑郁性精神病，抑郁型，重症。中医诊断：郁证，辨证为心胆阳虚，脑神失养，肝虚气郁，神窍痰蒙。治疗即用温补心胆，舒郁涤痰之法。

方用柴桂温胆定志汤和西药多塞平。

中药处方如下：柴胡、黄芩、桂枝、赤白芍、半夏、生姜、陈皮、枳壳、竹茹、远志各10g，茯苓20g，人参5g，菖蒲6g，炙甘草6g，大枣5枚，水煎两次，分两次服，每日一剂。

用药后3日，头痛身痛已减，用药5日，上午可起床活动，食欲不振好转，不再想死。用药后4周诸症已得到控制。此时中药去菖蒲、远志，以太子参易人参，桂枝减量，隔日服一剂，继服两周。用药6周后已可正常上班，停服中药。多塞平逐渐减量，每减25mg维持5天。约4周后以维持量12.5~25mg继续服4周停药。随访至今无复发。

摘自《光明中医》2001年6月第16卷第94期

❦ 按 语 ❧

　　郝万山教授认为：抑郁症病人往往有情绪低落、兴趣减低、思维迟钝、乏力等症状。临床发现病人乏力的症状往往有晨重暮轻的特点，与少阳病的发病特点颇相吻合。少阳为"小阳"，属木行，其阳气升发于清晨。若少阳阳气不足，升发无力，则乏力多表现为晨重暮轻；清阳升发无力，脑窍失充，加之痰浊乘虚上扰，清窍受阻，则思维迟钝；少阳疏泄失职，情志不畅，则见抑郁、心情低落。可见抑郁症的病机与胆阳不足、胆失疏泄、痰浊阻窍有关。柴桂温胆定志汤由经方柴胡桂枝汤、温胆汤以及《备急千金要方》中的定志小丸组合而成，有疏肝利胆、温阳升清、涤痰开窍等功效，用于抑郁症的治疗，效果良好。

金东明四逆散治疗抑郁症经验

名家简介：金东明，男，教授，博士后，硕士生导师，从事中医临床工作 30 余年。进入中国科学院长春应用化学研究所博士后流动站，根据自己临床经验完成开发治疗心脏病、慢性胃炎的两项新药。分别在长春中医学院中医门诊部、风湿病医院、肾病医院、脾胃病医院专家门诊及病区、长春中医药大学基础医学院中医门诊部名中医诊室从事医疗工作至今。为中华中医药学会仲景学说专业委员会委员，吉林省中医药学会仲景学说专业委员会主任委员，长春市中医学会仲景专科委员会主任委员，吉林省养生保健协会专家委员会秘书长，吉林省科技厅中药新药评审专家，长春市医药行业商会专家委员会副主任委员，《中国现代临床医学》杂志特约编委。

一、名家识病

抑郁症主要表现为情绪低落、思维迟钝、言语动作减少，对工作失去兴趣，自我罪恶感、无用感，常有自杀倾向，常伴食欲不振、性欲减退、睡眠障碍等症状。中医一般认为气机失调是发病关键，发生多与心、肝、脾失调相关，病变多为气机不和、血行不畅、痰郁阻络，治法主要为疏肝解郁。金东明教授认为四逆散有独到功效。

二、治疗经验

1. 全面准确把握四逆散证治

四逆散出自《伤寒论》少阴篇与疏肝解郁的功效相结合、肝脾不调基本病理与气滞阳郁特定表现相兼顾、肝郁气滞核心病机与气血水或然症相统筹，以此主次分明，辨治有序。

2.以四逆散法统领群药

柴胡升阳舒郁，枳实下气破结，二药一升一降调气机而为全方核心；久郁必热，故黄芩泻火解毒并肃肺，地骨皮滋阴清热而扶正。据头晕耳鸣肢麻木而用葛根，浮肿重鼾声大而用车前，心恐甚噩梦多而用酸枣仁。证属肝郁气滞，芍草本柔肝却弃之不用，正是避其阴柔之弊，实属匠心独到之处。

三、验案举隅

盖某，男，70岁，2009年12月5日初诊。患心悸40余年，情绪沮丧10余年，加重1年。因工作紧张、饮食、情绪等因素，40年前出现心悸等症状并逐渐加重，有冠心病、高血压、糖尿病等病史。3年前始出现房颤，24小时期前收缩达2万余次。常年神疲乏力，胸闷气短，心烦意乱，心悸恐怖，耳鸣脑鸣，眩晕身重，眼睛干涩、视物不清，足趾尖麻木疼痛，睡眠鼾声大且呼吸暂停严重，整宿做梦与死人见面，体重减轻。常住院治疗，常服地高辛、胺碘酮、罗布麻、稳心颗粒等药。10年前开始悲观厌世，对任何事物无兴趣，总觉活着太累，生不如死，多次跳楼自杀未遂。查：心率78/分钟，血压168/90mmHg。面红，眼睑、鼻尖充血，下肢凹陷性浮肿严重。舌颤，边尖红，齿痕多、深，脉沉细。证属肝郁气滞，瘀热内扰，治宜疏肝清热，兼以安神。

处方：柴胡10g，黄芩10g，枳实8g，地骨皮15g，葛根30g，泽泻15g，白茅根15g，野菊花15g，当归10g，炒酸枣仁10g，夏枯草10g，牛膝5g。

水煎服，日1剂，分3次服。2009年12月12日2诊：心悸心烦有缓解，浮肿明显减轻。查：心率78/分钟，血压148~150/82~84mmHg。称用炒酸枣仁影响睡眠，改用合欢花、煅龙骨各30g。继用7剂，煎服法同前。

2009年12月19日3诊：心脏觉舒适，鼻鼾、呼吸暂停明显减轻，耳鸣脑鸣减轻，眼干涩好转，自述心情似"由阴见晴"。查：血压 130~140/76~80mmHg。面红，眼睑、鼻尖充血，下肢浮肿及齿痕消失。自称效果很好。2009 年 12 月 26 日 4 诊：心情明显好转。查：血压142/78~82mmHg。前方继用 7 剂，改 2 天 1 剂，煎服法同前。2010 年 1月 10 日 5 诊：血压 130~140/72~78mmHg。状态同前，饮食欠佳，情绪无波动。前方加炒麦芽 10g 继用。2010 年 1 月 17 日 6 诊：自称心肾关键问题解决，余可不治。前方去煅龙骨加莲子心 10g。7 剂后停服，随访未再复发。

摘自《吉林中医药》2011 年第 5 月第 31 卷第 5 期

按 语

本案点睛之处有二：一是柴胡伍枳实，金东明教授认为疏肝必用柴胡，尤崇《本经》"柴胡主心腹肠胃结气，饮食积聚，寒热邪气，推陈致新"之论，而推陈致新必赖枳实以实现；二是柴胡伍葛根，二药均属解表药，同具升举阳气之用，柴胡疏肝升阳，葛根升阳通络，对抑郁症治疗疗效独特。

栗锦迁柴胡加龙骨牡蛎汤治疗郁证经验

名家简介：栗锦迁教授系第三、四、五批全国老中医药专家学术经验继承工作指导老师，天津市首批名中医。栗锦迁教授从事中医临床与教学工作五十余年，学验俱丰，临床擅长用经方治疗精神、神经方面的疾病。郁证临床主要表现为心情抑郁、易怒喜哭、思维迟缓、意志活动减退、认知功能损坏以及相关躯体症状，严重者甚至悲观厌世，有自杀倾向。栗锦迁教授对郁证的治疗有独特的见解，现将其临床经验介绍如下。

一、名家识病

1. 病因病机

郁证的病因主要是七情所伤，情志不畅，其主要病位在肝，其次涉及心、脾。肝喜条达而主疏泄，长期肝郁不解，情怀不畅，肝失疏泄，可引起五脏气血失调。肝气郁结，横逆乘土，则出现肝脾失和之证。肝郁化火，可致心火偏亢。忧思伤脾，思则气结，既可导致气郁生痰，又可因生化无源，气血不足，而形成心脾两虚或心神失养之证。《素问·本病论》载："人或恚怒，气逆上而不下，即伤肝也。"指出愤怒的情绪会损及肝。《医学正传》载："又气郁而湿滞，湿滞而成热，热郁而成痰，痰滞而血不行，血滞而食不消化，此六者皆相因而为病者也。"说明气郁的情志表现最终会影响脾胃的运化功能。朱丹溪曰："气血冲和，百病不生，一有怫郁，诸病生焉"，也着重指明情志不畅对人体脏腑阴阳气血失和的影响。高振东等认为肝主疏泄，调情志，其功能正常，则气机调畅，气血调和，心情开朗；肝失疏泄，气机不畅，则出现郁郁寡欢，失眠。情志不得发泄，气机阻滞，导致肝气郁结，肝气犯胃，郁证日久，则可以出现食欲减退。栗锦迁教授认为"土得木则达"，肝疏泄不及，或木旺克伐脾土，则脾胃运化失常，气血生成匮乏，肝体不得脾气散精濡养，则肝之疏泄功能失调；木火刑金，致肺主治节失常，伤耗肺气，肺气虚则易悲伤。故栗锦迁教授认为郁证的主要病机为肝郁脾虚，气郁化火，进而痰浊内扰，扰乱心神。

2. 辨证论治

在中医辨证治疗的基础之上，以达疏泄、健脾胃、清火热、和气血为基本治疗原则。临床上，栗锦迁教授擅长以柴胡加龙骨牡蛎汤进行化裁治疗抑郁症，取得了显著的疗效。栗锦迁教授强调，实证患者，除典型"胸满烦惊"外，还应具有善怒、眠差、舌质红或暗红、舌苔腻、脉滑实的特点。其中尤重舌脉，以辨清虚实。虚证患者，必须注重养肝，以调节肝体与肝用，以合肝脏"体阴用阳"之说。

柴胡加龙骨牡蛎汤源自《伤寒论》："伤寒七八日，下之，胸满烦惊，小便不利，谵语，一身尽重，不可转侧者，柴胡加龙骨牡蛎汤主之。"该方具有调和气血、化痰解郁、通阳泄热、重镇安神之功。原方药物组成：柴胡、黄芩、生龙骨、生牡蛎、清半夏、茯苓、桂枝、人参、大黄、大枣、生姜。方中大黄清热泻火，通结导滞；生龙骨、生牡蛎镇心安神，摄纳心之浮阳；半夏、茯苓化痰湿，宁心神；桂枝疏肝平肝；柴胡与黄芩相须为用以和解少阳，疏理肝气，清透外邪；党参、大枣、生姜健脾化气，一防肝病传脾，一补肝血来源以调节肝气疏泄。全方寒温并用，补泻共施，寒以清心宁神，温以化痰开郁，补以健脾，泻以祛滞。该方容升降、补泻、散敛、温清于一体，是治疗胸满烦惊、一身尽重之良方，对体质较强、精神症状明显者效果尤甚。

孟海彬等利用小鼠在强迫游泳模型和悬尾实验模型中的不动状态，模拟人类的抑郁状态，发现柴胡加龙骨牡蛎汤能显著缩短小鼠不动时间，提示其具有较强的抗抑郁作用，与其临床有效治疗抑郁症具有一致性。

二、治疗经验

临证时，栗锦迁教授根据患者的具体病情进行加减化裁，主要分为虚实两种。实证患者，气机郁滞明显者，加苍术 30g、川芎 15g、香附 20g，以增强疏泄之功；肝郁化火而热象明显者，加大黄芩用量，亦可酌情加栀子、夏枯草、川楝子等以清郁散热；痰湿之象明显者，加陈皮、砂仁以健脾化痰，且常常将石菖蒲与远志相须为用，使开窍化痰安神之力更强。虚证患者，原方去大黄，酌加黄芪、党参、当归、熟地黄等补气养血之品，或以桂枝龙骨牡蛎汤、酸枣仁汤和越鞠丸化裁，其主虚烦不得眠。

三、验案举隅

于某，女，39 岁，2016 年 8 月 5 日初诊。患抑郁症 1 年，平素服用氟哌噻吨美利曲辛片（黛力新）。其母代诉：平素性格内向，自卑，脾气大，不愿与人交谈。1 年前，因工作原因，精神上受到刺激。现神情郁郁，低头不语，表情淡漠，纳少，食欲低下，胸胁部胀痛，口苦，入睡困难且时间短，大便 3 日一行，且不成形，舌红少苔，有水滑，脉滑弱。此为肝郁脾虚之证，治以疏肝健脾，温阳化痰。

处方：柴胡 20g，黄芩 15g，清半夏 20g，砂仁 15g，木香 15g，党参 20g，茯苓 15g，麸炒白术 20g，甘草 15g，桂枝 20g，炒酸枣仁 30g，生龙骨 40g，生牡蛎 40g，苍术 30g，川芎 15g，香附 20g。7 剂，每天 1 剂，水煎服。8 月 13 日二诊：胸胁部胀痛、口苦症状好转，睡眠好转，舌脉之象无大变化，上方继服。14 剂，每天 1 剂，水煎服。2016 年 8 月 28 日三诊：已停用黛力新，精神状态渐佳，开始与人交谈，胸胁部胀痛、口苦症状明显好转，舌部水滑见轻，食欲渐增，但大便仍不成形。上方炒白术加至 30g。

14 剂，每剂服 2 天，水煎服。2016 年 9 月 12 日四诊：偶见胸胁部胀痛，食欲增加，容易入睡，每晚能睡 7 小时，大便成形，日行一次。舌淡红，水滑减少。嘱其少食肥甘厚味，多外出活动，与人交谈，保持心情愉悦。坚持中药调理，共服用 8 个月，各项症状均明显改善，现已如正常人般生活。

《湖南中医杂志》2018 年 4 月第 34 卷第 4 期

～⁎ 按 语 ⁎～

　　患者精神受刺激致神情郁郁、默默不语，情志得不到发泄，气机阻滞，导致肝气郁结，肝气横犯脾胃，郁证日久，导致脾虚不运，出现食欲减退、腹胀、便溏的症状。患者少阳枢机不利，暗生郁火，神魂不安，导致口苦、失眠。栗锦迁教授选用柴胡加龙骨牡蛎汤合越鞠丸加减，和解枢机，清热化痰，宁心安神。因其阳气衰少不能运化水湿，而成痰、成饮，故其舌部水滑之象明显，予清半夏、砂仁、木香、茯苓、麸炒白术、桂枝、苍术以理气健脾、温阳化湿、荡涤痰浊。病愈后注意调控情志，家人应给予适当关心、爱护，帮助患者树立正确的人生观、价值观、世界观，严防疾病的复发。

聂惠民柴胡加龙骨牡蛎合酸枣仁汤治疗抑郁症经验

名家简介：聂惠民教授是国家级名老中医，国家第二、三、四批名老中医学术继承人指导老师，曾任北京中医药大学伤寒教研室主任，享受国务院特殊津贴。聂惠民教授现承担北京市中医药管理局"3+3"名医传承工作站及国家中医药管理局聂惠民名老中医传承工作室的工作。聂惠民教授从医 50 余年来，治学严谨，医理纯熟，医术精湛，医德高尚。其治疗抑郁症主要从心肝两脏入手，以解郁安神为基本治法，常以经方柴胡加龙骨牡蛎汤与酸枣仁汤合方加减治疗，药物多选用炒酸枣仁、柴胡、黄芩、生龙骨、生牡蛎等。

一、名家识病

抑郁症是严重的情感障碍性精神疾病。女性发病率是男性的 2~4 倍。生活、工作压力的不断增加，在一定程度上又促进了抑郁症发病率的提升。世界卫生组织估计全球约有抑郁症患者 3.4 亿，抑郁症终生患病率高达 6.1%~9.5%。2020 年抑郁症仅次于缺血性心脏病居第二位，占全部疾病总负担的 5.7%。根据在北京召开的世界精神病协会年会上发表的数字，抑郁症已成为"二十一世纪的流行病"。中医药在抑郁症的防治，特别是在抑郁症的症状改善方面具有疗效稳定、作用持久、不良反应小等优势。

二、治疗经验

聂惠民教授临床善于运用经方治疗疑难杂病，药物少而用量轻，疗效显著。到聂惠民教授处就诊的抑郁症患者一般病情复杂，往往不是单一的疾病。很多抑郁症患者，还伴有慢性胃炎、胃溃疡、结节性甲状腺肿大、冠心病等疾病，且大多服用过抗抑郁症的西药如瑞美隆、百忧解等。很多外地患者慕名前来就诊，聂惠民教授考虑到其路途辛苦，所以尽可能在一个方子中解决患者的所有痛苦。

聂惠民教授根据多年的临床经验创立的解郁安神汤对抑郁症有较好的疗效。解郁安神汤是以柴胡加龙骨牡蛎汤与酸枣仁汤合方进行加减化裁而成的。方中柴胡辛苦微寒，疏利肝胆经之邪热；黄芩苦寒，清泻少阳胆腑之邪热。临床上大部分抑郁症患者和情志因素关系密切。肝的生理特性是喜条达而恶抑郁。情志内伤，最易伤肝，导致肝气郁滞，所以疏肝是治疗抑郁、失眠不可缺少的一个环节。肝与胆互为表里，治疗肝郁的同时，应考虑到肝郁最易化火，导致与它相表里的胆腑邪热内盛，治疗时就应肝胆并治，经腑并治，使气郁条达，枢机和畅。柴胡、黄芩配伍就完美地履行了这一使命。

半夏辛温，燥湿化痰。肝为风木之脏，主疏泄，调畅气机。肝气郁结，气机不利，气不行则津液停滞，痰浊饮邪内生，所以方中用半夏意义深远。柯韵伯认为半夏在柴胡加龙骨牡蛎汤中可"引阳入阴，能治目不瞑，亦安神之品，故少用为佐。"见肝之病，知肝传脾，当先实脾，炙甘草甘温补脾，防邪深入，并可以抑制柴胡、黄芩的苦寒之性。龙骨、牡蛎益阴敛阳，镇惊安神。《黄帝内经》云："肝藏魂，人卧则血归于肝。"肝血不足，则魂不藏，则不得眠，酸枣仁汤具有养血清热安神之功，方中用酸枣仁补肝血安神。尤在泾"魂既不归，容必有浊痰燥火乘间而袭其舍者，烦之所由作也，故以知母、甘草清热滋燥，茯苓、川芎，行气除痰，皆所以求肝之治而宅其魂也。"柴胡加龙骨牡蛎汤和酸枣仁汤二方合方，功效累加，对于失眠多梦，抑郁等患者疗效显著。

聂惠民教授临床上善于运用合方治疗疑难杂病，尤其对于经方合方的原则、依据、优势，聂惠民教授都有详尽系统的论述。肝体阴而用阳。肝气易郁的患者，往往肝血亏损及肝火较旺。酸枣仁汤补肝血、清肝热治其本，柴胡加龙骨牡蛎汤疏肝治其标，标本兼治，疗效显著。文献报道柴胡加龙骨牡蛎汤对艾滋病、肿瘤及围绝经期伴发抑郁症患者具有良好的治疗效果。实验研究也表明柴胡加龙骨牡蛎汤抗抑郁作用确切可靠。聂惠民教授不但重视解肝郁，而且非常重视养肝体。治疗抑郁症常用疏肝解郁之药物外，还配以养肝体之药，如酸枣仁、当归、丹参等。

聂惠民教授治疗抑郁症患者还常用天麻平肝安神，天麻的用量一般在 3~8g 之间；用百合养心安神，百合的用量一般在 12~20g 之间。生黄芪具有益气固表，除湿敛汗的作用，用黄芪的原因可能是抑郁症患者病程较长，往往存在着正气虚的症状。

三、验案举隅

【案 1】患者，女，52 岁。2008 年 10 月 28 日就诊。主诉情绪低落，失眠半年余，必须服用地西泮片才能入睡，近 1 周服用安定无效。西医诊断为抑郁症，让其服用抗抑郁药瑞美隆治疗，患者惧怕西药的不良反应，慕名前来聂惠民教授处就诊。刻下症：情绪低落，失眠，健忘，对生活没有信心，无故悲伤欲哭，现已没有办法工作，在家休息治疗疾病。舌尖红，苔淡黄，脉沉弦。聂惠民教授认为此患者乃肝郁血热，神失所守。法当解郁安神为要。

处方：柴胡 10g，黄芩 10g，炒酸枣仁 20g，栀子 10g，知母 10g，生龙骨 30g，生牡蛎 30g，百合 15g，生地黄 20g，茯神 10g，川芎 3g，炙甘草 5g。服药 7 剂后，患者情绪大为好转，每晚能睡 4~5 小时，经过半年多的调理后痊愈。

【案 2】患者，男，38 岁，商人。2009 年 4 月 18 日初诊。患者主诉心中烦乱半年余，加重 1 个月余。由于工作原因，经常熬夜至凌晨 2 点左右，加之家庭矛盾，出现心烦意乱，思维不清，常常彻夜不眠。患者已经不能工作，在家休养治疗。西医诊断为抑郁症，让其服用抗抑郁药，患者阅读药物说明书后，非常恐惧，拒绝服用。经人介绍，前来聂惠民教授处就诊。刻下症：心中烦乱，失眠多梦、两眼干涩，头目胀痛，两手颤抖，神疲乏力，胃脘胀满，纳呆便溏，脉沉弦，舌质暗红，舌苔薄白。辨证为肝郁脾虚，治疗当解郁疏肝、养血安神兼以健脾益气。处方：柴胡 10g，黄芩 10g，炙甘草 6g，生龙骨 30g，生牡蛎 30g，炒酸枣仁 20g，川芎 10g，茯神 20g，知母 12g，菊花 15g，夜交藤 20g，浮小麦 20g，党参 20g，炒白术 12g。7 剂水煎服，每日 1 剂，分早晚服用。医嘱：注意劳逸结合，加强体能锻炼。2009 年 4 月 25 日复诊：心态好转，睡眠渐佳，头痛痊愈，食纳增加，大便 1 日 1 行，略不成形。药已对证，守方加减。经过 3 个月的调理，病情痊愈。

摘自《世界中医药》2014 年 8 月第 9 卷第 8 期

～ 按语 ～

聂惠民教授临床上善于运用合方治疗疑难杂病，尤其对于经方合方的原则、依据、优势，都有详尽系统的论述。肝体阴而用阳。肝气易于郁的患者，往往是肝血亏损以及肝火较旺的患者，酸枣仁汤补肝血，清肝热治其本，柴胡加龙骨牡蛎汤疏肝治其标，标本兼治，疗效显著。

李赛美经方辨治抑郁症六法

名家简介：李赛美，女，医学博士，享受国务院特殊津贴专家。广州中医药大学教授，主任医师，博士生导师，博士后合作教授，伤寒论教研室主任，第一临床医学院经典临床研究所所长。中华中医药学会仲景学说专业委员会副主任委员，方药量效关系学会副主任委员。广东省中医药学会仲景学说专业委员会主任委员，糖尿病专业委员会常务委员，甘肃继兴文化研究院中医文化委员会首席专家。国家重点学科（中医临床基础）学术带头人，国家中医药管理局重点学科（伤寒论）学科带头人，国家精品课程"伤寒论"负责人，国家级教学团队"中医临床基础"核心成员，国家"西部之光"访问学者导师。全国首届杰出女中医师，全国优秀中医临床人才，广东省高校教学名师，广东省高校师德先进个人，广东省高校附属医院医德先进个人，南粤巾帼十杰，羊城十大杰出女性，白云区最美女医生，广州中医药大学首届教学名师等称号。

一、名家识病

抑郁症属于中医学"郁证"范畴。郁证是由于情志不舒、气机郁滞所引起的一类病证，主要表现为心情抑郁，情绪不宁，胸胁胀痛，或易怒喜哭，以及咽中如有异物梗阻、失眠等各种复杂症状。《金匮要略·脏腑经络先后病脉证治》提出三因致病学说："千般疢难，不越三条。一者，经络受邪，入脏腑，为内所因也；二者，四肢九窍，血脉相传，壅塞不通，为外皮肤所中也；三者，房室、金刃、虫兽所伤。以此详之，病由都尽。"所有疾病不越这三条病因，抑郁症亦在此列，既累及脏腑经络，又影响血脉运行，其证候复杂多变。

《伤寒杂病论》遵循"观其脉症，知犯何逆，随证治之"之准绳，对抑郁症的辨治，并非仅局限于理气开郁之法。兹就李赛美教授运用经方辨治抑郁症之法整理如下。

二、治疗经验

1. 百合法辨治津伤虚热

百合法意指以百合为主药的方剂，治疗抑郁症中以精神压抑、心情低落、性情敏感、周身不适而无器质性病变为主要症状的一类方法。其代表方有百合洗方、栝楼牡蛎散、百合滑石散、百合知母汤、滑石代赭汤（《备急千金要方》作"百合滑石代赭汤"）、百合鸡子黄汤等。百合病患者之精神抑郁、表情淡漠、饮食无味、感觉异常、认识模糊的特点与抑郁症颇为相似。《金匮要略·百合狐惑阴阳毒病脉证治》论曰："百合病者，百脉一宗，悉致其病也。意欲食复不能食，常默默，欲卧不能卧，欲行不能行，饮食或有美时，或有不用闻食臭时，如寒无寒，如热无热，口苦，小便赤，诸药不能治，得药则剧吐利，如有神灵者，身形如和，其脉微数。"《备急千金要方》论曰："百合病者，谓无经络，百脉一宗，悉致病也。皆因伤寒虚劳，大病已后不平复，变成斯病。"

从上述经文，可窥探出百合病是三因病所涉及的情志类疾病。其主症中口苦属上焦有热，小便赤提示下焦有热，其脉微数为津液不足于里，故百合病病机为津亏有热。因百合病患者主诉模糊、变幻多样，故"治之善误"。仲景据此制定了以百合地黄汤为代表的7首方剂。《金匮要略·百合狐惑阴阳毒病脉证治》论曰："百合病，不经吐、下、发汗，病形如初者，百合地黄汤主之。"方中百合养阴清热，地黄滋补津血，契合百合病病机，为百合病正治之法。

在百合病传变诸证所用方剂，如渴证之百合洗方和栝楼牡蛎散、发热之百合滑石散、误汗后之百合知母汤、误下后之滑石代赭汤（《千金》作"百合滑石代赭汤"）、误吐后之百合鸡子黄汤中，除栝楼牡蛎散因津亏较甚、热势较盛，需借助苦寒之栝楼根、咸寒之牡蛎清火为主同时以滋养津液外，余方皆以百合为主药。《神农本草经》认为百合"主邪气腹胀，心痛，利大小便，补中益气"（古人气血津液互用，故《神农本草经》言补中益气即为补津液）。《名医别录》载其"主除浮肿，胪胀，痞满，寒热，通身疼痛，及乳难喉痹肿，止涕泪"，此言百合可除寒热，正契百合病"如寒无寒，如热无热"。百合集清热、补津、利小便于一身，仲景一药多用，堪称匠心独运。

2. 地黄法辨治神失所养

地黄法意指运用以生地黄为主药的方剂，治疗抑郁症中以神志异常、言语错乱、狂躁不安等为主要症状的一类方法。仲景方中有地黄者10首，分别为炙甘草汤、百合地黄汤、防己地黄汤、薯蓣丸、三物黄芩汤、当归建中汤、大黄蟅虫丸、黄土汤、胶艾汤、肾气丸。其中三方用生地黄，即百合地黄汤（生地黄汁一升）、防己地黄汤（生地黄两斤绞汁）、炙甘草汤（生地黄一斤），三者皆存在"神"方面的症状，以防己地黄汤最为明显。

防己地黄汤见于宋版《金匮要略·中风历节病脉证治》，"治病如狂状，妄行，独语不休，无寒热，其脉浮"，显然这组症状与中风、历节病均无关；《千金方》亦载防己黄芪汤为"治言语狂错，眼目霍霍，或言见鬼，精神昏乱方"，书中所载皆为狂妄病之状，仲景言"见于阳者，以阴法救之"，故以大量生地黄滋养津液、安神定躁。《神农本草经》载："生地，味甘寒，主折跌绝筋，伤中，逐血痹，填骨髓，长肌肉，作汤，除寒热积聚，除痹，生者尤良。"生地黄味甘性寒，甘能滋养津液，寒可清热，故与津液不足、虚热内扰、神失所养之证尤为契合，黄连阿胶汤、甘麦大枣汤、酸枣仁汤皆属此类。

3. 桂枝法辨治心悸肝郁

桂枝法意指运用以桂枝为代表的方剂，治疗抑郁症以心悸胸闷、气上冲胸、发作欲死为主要症状的一类方法。桂枝法辨治的抑郁症常见方证以桂枝汤为起点，辐射出桂枝去芍药汤、桂枝甘草汤、苓桂枣甘汤、苓桂术甘汤、桂枝加桂汤等；另一类以桂枝加龙骨牡蛎汤为起点，辐射出桂枝甘草龙骨牡蛎汤，桂枝去芍药加蜀漆牡蛎龙骨救逆汤、小建中汤等。各方虽均有侧重，但桂枝均以温通心阳、平冲降逆而设。桂枝在仲景方中出现频率极高，《伤寒论》应用43次，《金匮要略》应用56次，桂枝汤更有"群方之冠"之誉。分析《伤寒论》，凡见"气上冲、心下悸、脐下悸、心动悸、奔豚、脐上筑"等症，仲景必用桂枝。如《伤寒论》117条桂枝加桂汤方后言："所以加桂者，以能泄奔豚气也。"桂枝其性升散，带动津液向体表发越，向外流动，使气得旁流，冲逆自降。桂枝为治悸、气上冲之要药，经方大师胡希恕亦有言，桂枝主治气上逆，能泄奔豚气。此外，桂枝尚有升肝疏肝之功，仲景虽未明言，学者自可探出。桂枝疏肝，分两个层次，即气分与血分。若肝气不足，疏泄失司，则易出现倦怠乏力、饮食无味、精神不振等症，桂枝属木，其性升发，同气相求，补肝气以疏肝，此为气分；《金匮要略》桂枝茯苓丸治漏下不止，何以用易动血耗血之桂枝？然血证多半由瘀阻而形成，仲景借桂枝升发疏泄，导瘀血外出，则血证自止，可谓桂枝疏肝之具体运用，此为血分。

4. 柴胡法辨治胸闷不舒

柴胡法意指运用以柴胡为君药的方剂，治疗抑郁症以胸胁苦满、表情淡漠、不欲饮食等为主要症状的一类方法。《药征》曰："柴胡主治胸胁苦满，旁治寒热往来，腹中痛，胁下痞硬。仲景之用柴胡也，无不有胸胁苦满之状。"抑郁症患者多有胸闷不舒等临床表现，以小柴胡汤为底方，仲景创立了柴胡加芒硝汤、大柴胡汤、柴胡加龙骨牡蛎汤、柴胡桂枝汤、柴胡桂枝干姜汤、四逆散等方，以柴胡加龙骨牡蛎汤为代表，《伤寒论》第107条载："伤寒八九日，下之，胸满烦惊，小便不利，谵语，一身尽重，不可转侧者。"抑郁症的诸多症状见于本方证，现代临床多以此方治抑郁症，效果良好。诸方中皆以柴胡为主药，多伴胸胁不适之症。《神农本草经》谓柴胡"主心腹，去肠胃中结气，饮食积聚、寒热邪气、推陈致新"，柴胡性微寒，味辛主升发，归肝胆经，善疏肝利胆、理气解郁、畅达阳郁。除柴胡类方外，狐惑病之甘草泻心汤，梅核气之半夏厚朴汤，肝着之旋覆花汤，后世胆寒之温胆汤，皆属此类，为后世理气开郁之法奠定了坚实基础。

5. 栀子法辨治虚烦不眠

栀子法意指以栀子豉汤为底方，治疗抑郁症以心烦懊恼、心下濡软、胸中结痛等为主要症状的一类方法。此类代表方有栀子生姜豉汤、枳实栀子豉汤、栀子厚朴汤、栀子甘草豉汤等。栀子于《伤寒论》入 8 方次，《金匮要略》入 4 方次。栀子微寒、微酸苦，寒能除热，酸苦能涌泄、利小便；淡豆豉辛温、微酸甘滋，辛能发表除烦，温能化饮，甘能滋补津液。两者相配，常用于郁证属水火互结、寒热夹杂之证，《外台秘要·天行病》篇之栀子黄芩芍药豉汤、栀子汤皆为此类。

以药测证，此类抑郁症之病机为寒热错杂，并随寒热偏盛可加减化裁。若寒证多而呕，加生姜为栀子生姜豉汤；若热多而食积气滞胀满，加枳实为枳实栀子豉汤；寒多胀满，加厚朴为栀子厚朴汤；虚乏少气，加甘草为栀子甘草豉汤等。

诸方皆有"虚烦不得眠""反复颠倒""心中懊恼""饥不能食"等表现，何为虚烦？《伤寒论》375 条曰："下利后更烦，按之心下濡者，为虚烦也。"腹诊按之心下软而不硬为虚烦；从病机言，虚与实相对，意为无形之邪，亦指胃中津液亏虚，二者皆可致烦。心中懊恼指以烦热闷乱、似饥非饥、似痛非痛、似辣非辣为特征的一种病证，抑郁症、焦虑症等多有以上症状。《神农本草经》谓栀子"主五内邪气，胃中热气，面赤，酒疱皶鼻，白癞，赤癞，疮疡"，《名医别录》亦载其主"目热赤痛，胸心大小肠大热，心中烦闷"。栀子主治中上焦之疾，善清胸胃中之热，除烦和胃，解"心中嘈杂"等症状。

6. 附子法辨治阴寒内盛

附子法意指运用以附子为主药的方剂，治疗郁证以精神倦怠、畏寒肢冷、嗜睡昏睡为主要症状的一类方法。《素问·生气通天论》曰："阳气者，精则养神，柔则养筋。"王冰注曰："然阳气者，内化精微养于神气，外为柔软以固于筋。"意即阳气可通过气化作用，内化为精微来充养神气。郁证日久，病入少阴，阴寒内盛，阳气虚衰，不能养神，故常伴"但欲寐""烦躁欲死""昼日烦躁不得眠""不能卧"等精神症状；肾阳不足，阴寒上逆，火不暖土，温煦失司，则出现"呕吐""下利""身蜷而卧"等躯体症状。如《伤寒论》少阴病篇第281条"少阴之为病，脉微细，但欲寐也"；第282条"少阴病，欲吐不吐，心烦但欲寐，五六日自利而渴"；第300条"少阴病，脉微细沉，但欲卧，汗出不烦，自欲吐，至五六日，自利，复烦躁，不得卧寐者，死"；第309条"少阴病，吐利，手足逆冷，烦躁欲死者，吴茱萸汤主之"。仲景借附子、干姜、吴茱萸、麻黄等辛温大热之药破除阴寒之邪，振奋已衰之阳气，阳气得复，则神有所养。《神农本草经》曰："附子，味辛温，主风寒咳逆邪气，温中，金疮，破癥坚积聚、血瘕、寒湿痿躄拘挛、膝痛不能行走。"附子之温阳散寒、振奋沉衰的功能，对于抑郁症日久属阳气不振者尤为贴切。

经方大师胡希恕曾言，功能沉衰到相当程度，非附子不能振兴；阴寒客冷到极点，也得大量运用附子；一般的功能沉衰，如阴证，没有不用附子者，附子可使功能沉衰恢复，不光驱寒而已。抑郁症患者后期多出现嗜睡不能睡、倦怠乏力等阴证表现，需借助附子辛甘大热之性，沉寒久郁方能破除，阳气始得自复。经方辨治抑郁症，大概思过半矣。诚如仲景所言："虽未能尽愈诸病，庶可以见病知源。"

摘自《上海中医药杂志》2018年第52卷第8期

按 语

《金匮要略·脏腑经络先后病脉证治》提出三因致病学说："千般疢难，不越三条。一者，经络受邪，入脏腑，为内所因也；二者，四肢九窍，血脉相传，壅塞不通，为外皮肤所中也；三者，房室、金刃、虫兽所伤。以此详之，病由都尽。"所有疾病不越这三条病因，抑郁症亦在此列，既累及脏腑经络，又影响血脉运行，其证候复杂多变。《伤寒杂病论》遵循"观其脉症，知犯何逆，随证治之"之准绳，对抑郁症的辨治，并非仅局限于理气开郁之法。

刘玉洁经方治疗抑郁症经验

名家简介：刘玉洁教授，华北理工大学中医学院中医内科硕士研究生导师，全国第五批、第六批老中医药专家学术经验继承工作指导老师，全国首批优秀中医临床人才，河北省首届名中医。刘玉洁教授提倡"读经典，跟名师，做临床"，从事中医临床工作 40 余载，先师从国家级名中医王国三，后又师从伤寒大家郝万山，倡仲景之学，灵活运用，师古而不泥古，逐步形成了自己独特的学术思想和诊疗风格。善用经方治疗抑郁症，或抓主症，或抓副症，或根据病机用药，临床疗效显著。现将刘玉洁教授治疗抑郁症经验介绍如下。

一、名家识病

1. 调枢机，安神定志

刘玉洁教授认为，肝主疏泄，喜条达而恶抑郁，而肝与胆相表里，胆主少阳，少阳主枢，为阴阳升降出入之枢，气机升降出入正常，则可温煦、激发人体脏腑组织功能，表现出生机勃勃之象，若气机郁滞，少阳枢机不利，则性情懒惰，抑郁。症见：心情郁闷，兴趣低落，胸闷，心烦，惊悸，胆怯，失眠，舌苔薄略腻，脉弦。治宜疏利肝胆，调畅气机，安神定志。方以柴胡加龙骨牡蛎汤加减。

《伤寒论》107 条："伤寒八九日，下之，胸满烦惊，小便不利，谵语，一身尽重，不可转侧者，柴胡加龙骨牡蛎汤主之。"这一条论述的是少阳枢机不利兼有表里三焦俱病的证治。治宜调畅少阳气机，少阳枢机得利，外可促太阳之开，内可使阳明得和。刘玉洁教授在治疗时抓住"胸满，烦惊"的主症，和少阳枢机不利之病机，运用柴胡加龙骨牡蛎汤化裁，治疗肝胆枢机不利的抑郁症，充分体现了"异病同治"的思想。方中柴胡、黄芩清解少阳经腑邪热，又疏利肝胆；半夏健脾，散饮祛痰，能升能降，调和阴阳，助柴胡透邪，祛其实邪；人参温补脾气，扶正补虚；龙骨、牡蛎平肝，镇惊安神。去掉大寒的大黄，辛热的桂枝，有毒的铅丹，刘玉洁教授认为此方是一个寒热平调治疗虚实夹杂之方，用其疏达肝胆之气，以利枢机开阖，气机一开，则肝胆出入，脾胃升降，一身气血津液皆调，邪气不得以积聚，从而气血阴阳调和而病愈。

2. 开郁散火，活血通络

刘玉洁教授认为现代人生活压力大，易情绪紧张，木喜条达，若情绪刺激过度，超出人的心理承受范围，则气失疏泄，导致肝郁气滞而为病。证见：心情抑郁，兴趣低落，胸闷气短，手足凉，舌苔薄白，脉弦。用四逆散加减疏肝理气，透达郁邪，调和肝脾。气机郁结，易衍生他变。"气有余便是火"，郁久必化火，火郁于内，症见：心烦，急躁，失眠，舌质红，加栀子豉汤解郁清火。肝藏血，气能行血，若肝气郁结日久不疏则血结，血郁气结，症见胸胁痞闷不舒，甚或胀痛，喜按揉或手捣其胸上，舌黯有瘀斑。治以旋覆花汤下气散结，活血通络。

《伤寒论》318条："少阴病，四逆，其人或咳，或悸，或小便不利，或腹中痛，或泄利下重者，四逆散主之。"四逆散原治少阴病阳气郁滞于里的四肢厥逆证。单从条文论述来看，很难辨明其病机。刘玉洁教授通过以药测证来分析，方中柴胡、白芍、枳实、甘草皆非入少阴经之药，而多是入肝经之药。《医宗金鉴》曰："此则少阳厥阴，故君柴胡以疏肝之阳，臣芍药以泻肝之阴，佐甘草以缓肝之气，使枳实以破肝之逆，三物得柴胡，能外走少阳之阳，内走厥阴之阴，则肝胆疏泄之性遂，而厥可通也……"由此可见，四逆散所治乃阳气郁滞于里的四肢厥逆证，与四逆汤所治的寒厥证不同。此方有宣畅气机，透达郁阳，调和肝脾之功，所以刘玉洁教授临床上常以其为基础方加减治疗肝郁气滞型抑郁症及其或见证。

《伤寒论》76条："发汗吐下后，虚烦不得眠，若剧者，必反复颠倒，心中懊憹，栀子豉汤主之。"临床上抑郁症的或见证复杂多变，气机郁滞，郁而化火，郁热内结，不得外达，上攻，内窜，下迫，内犯于心则见心烦，胸中窒，失眠等症。刘玉洁教授抓其主症与病机，遵"气郁达之""火郁发之"之旨，以疏肝解郁为治则，兼散火安神。刘玉洁教授在应用时，一般选用焦栀子，平泄热邪，清解火郁，以防投苦寒之品，闭阻气机，使火郁更甚。淡豆豉味辛，性轻，既可宣透热邪，又可和降胃气。辛以开郁，苦以降泄，二者相和，则气机通畅，郁热外泄，神机内守而安。刘玉洁教授考虑其药性，常以焦栀子、淡豆豉 6：15 的比例应用。辨治时应注意大便稀者不用。

《金匮要略·五脏风寒积聚病脉证并治》17 条："肝着，其人常欲蹈其胸上，先未苦时，但欲饮热，旋覆花汤主之。"旋覆花汤所治之肝着，乃肝脏气血瘀滞，郁而不行所致。刘玉洁教授认为抑郁症患者病初在气分，随着病情的发展则病深入到血分，又久病入络，络脉瘀滞。在理肝气的基础上，采用"通络法"，用旋覆花汤加减下气散结、活血通络。方中旋覆花降胸中之气，《神农本草经》言其"主结气，胁下满，惊悸，除水"，李时珍言"其通血脉"。旋覆花与理气药同用，斡旋气机，气行则血行。茜草，入肝经，活血化瘀，为治肝着要药。二者相和，活血通络。临床应用时刘玉洁教授常加入红花，加大活血祛瘀之力。

三方以四逆散为基础，以肝郁气滞为基本病机，根据疾病发展阶段所表现出的不同症状，随症加减，辨证施治。

3. 养肝滋阴，清心安神

肝体阴而用阳，肝气以条达为顺。刘玉洁教授认为若情志抑郁则肝气郁滞，气有余便是火，气郁、热结导致血阴不足。夫气血者，阴与阳也，气血不调，则阴阳乖戾而为病。火灼肝阴，又肝肾同源，经气相通，肝阴不足，肾阴亦不足，肾阴不足，不能上济于心，上扰心神。症见：心情抑郁，兴趣低落，五心烦热，夜寐不安，腰酸耳鸣，舌嫩红少苔，脉弦细数。治宜滋补肝肾，清心降火，安神除烦。用黄连阿胶汤合酸枣仁汤加减治疗。《伤寒论》303 条云："少阴病，得之二三日以上，心中烦，不得卧，黄连阿胶汤主之。"患者的主要症状，初看与本方并不相配，但审其病机，均由肾阴不足，不能上济于心，心火独亢，是以心肾不交，水火不济，阴阳不调而病。《金匮要略·血痹虚劳脉证并治第六》17 条亦言："虚劳虚烦不得眠，酸枣仁汤主之。"本条论述的是肝阴血不足的虚劳不寐证，与抑郁症不同。刘玉洁教授从抓病机入手，二者皆由肝阴血不足所致，治以补其肝阴，则肝阴血充足，肝气得养，其刚强之性重振，则抑郁之态缓解。因此，二方相合，既滋肝肾之阴，又清心降火安神。正如吴鞠通言："以黄芩从黄连，外泻壮火而内坚真阴；以芍药从阿胶，内护真阴而外捍元阳；名黄连阿胶汤者，取一刚以御外侮，一柔以护内主之义也。"认为鸡子黄"其气焦臭，故上补心，其味甘咸，故下补肾"，交通心肾。由此可见，泻热是其手段，存阴是其根本。再合酸枣仁汤滋肝肾之阴降心火，甘草、大枣甘平性缓，补中气而益精血，二者相合，效果明显。注意辨证时大便稀者不用。

二、治疗经验

1. 柔肝解郁，平冲降逆

刘玉洁教授认为冲脉隶属于肝，起于下焦，上循咽喉，若情志抑郁，肝气郁而化热，挟冲气上逆。症见：心情抑郁，兴趣低落，气从少腹上冲咽喉，发作欲死，所到之处气机壅塞而见腹胀、胸闷、咽窒，舌质略红，苔薄白，脉弦数。治宜柔肝解郁，平冲降逆，用奔豚汤加减治之。

《金匮要略·奔豚气病脉证治第八》曰："奔豚，气上冲胸，腹痛，往来寒热，奔豚汤主之。"本条所论为肝郁化热之奔豚证。刘玉洁教授治疗时抓其"奔豚，气上冲胸"之主证，肝郁化热，冲气上逆的病机，治宜柔肝解郁，平冲降逆，选用奔豚汤加减。刘玉洁教授应用时常以桑白皮代替李根白皮，肝升肺降，用桑白皮泻肺热，降肺气，肺气调则助肝气舒达。肝郁者欲散，用半夏、葛根辛以散之；肝苦急，白芍、甘草酸甘化阴以缓之；肝体阴而用阳，当归、白芍、川芎入血，养之柔之；黄芩清泄肝胆之郁热。诸药相合，肝郁得散，肝热得清，肝体得柔，逆气得降，诸症自除。

2.疏肝理气，化痰散结

刘玉洁教授认为，抑郁症患者长期情志不遂，则肝气郁结，肝失疏泄，而肝主疏泄不只疏泄人的情志，还疏泄人一身之气机。气机失常，肺胃宣降不利，津聚为痰，痰气相搏，阻滞于咽喉。症见：心情抑郁，兴趣低落，自觉咽中梗阻，如有异物，咯之不出，咽之不下，于饮食无碍，多由情绪波动而发，胸闷，气短，舌苔白腻，脉弦滑。也就是我们俗称的"梅核气"。治宜疏肝理气，化痰散结。以半夏厚朴汤加减。

《金匮要略·妇人杂病脉证并治第二十二》言："妇人咽中如有炙脔，半夏厚朴汤主之。"本方主治咽中痰凝气滞之证，由七情郁结，气机不畅，气滞痰凝，痰气交阻于咽喉所致。刘玉洁教授抓其主症"妇人咽中如有炙脔"和气滞痰凝之病机，用其治疗气滞痰凝之抑郁症，方中半夏降气，和胃，化痰散结；厚朴助半夏降气；茯苓助半夏化痰，又宁心安神；紫苏梗疏肝气，和胃气，理肺气。诸药相合，共奏疏肝理气、化痰散结之功。应用时再根据具体情况疏肝理气、健脾化痰、清热化痰、豁痰开窍之品，疗效更佳。

3.养阴清热，清心安神

刘玉洁教授认为情志抑郁，五脏皆伤，耗伤津液，导致心、脾、肺阴不足，虚热内扰。症见：精神恍惚不定，行为语言异常，饮食感觉失常，心烦，咽干，夜寐不安，舌质红，少苔，脉虚数。治宜养阴清热，用百合地黄汤合甘麦大枣汤加减。津伤甚者，口渴严重，烦热，加瓜蒌牡蛎散。

《金匮要略·百合狐惑阴阳毒病脉证治第三》曰："百合病者，百脉一宗，悉致其病也。意欲食复不能食，常默默，欲卧不能卧，欲行不能行，饮食或有美时，或有不用闻食臭时，如寒无寒，如热无热，口苦，小便赤，诸药不能治，得药则剧吐利，如有神灵者，身形如和，其脉微数。""百合病，不经吐下发汗，病形如初者，百合地黄汤主之。""百合病，渴不差者，栝蒌牡蛎散主之。"第 1 条论述的是百合病阴血不足和阴虚内热的两种临床表现。第 2 条论述的是百合病从阴虚内热角度出发的基本治法，养阴清热。第 3 条论述的是百合病疾病发展过程中热盛津伤的论治。刘玉洁教授在治疗抑郁症出现阴虚内热之症状时，取百合安心，润肺，定胆，益志，养五脏之功。常与甘麦大枣汤合用，而甘麦大枣汤是一首平和之剂，方中浮小麦，性甘、咸、凉，入心经，养心阴，安心神，甘草、大枣甘平性缓，补中气而益精血，二者相合，滋心肺之阴，安心神。病情发展津伤甚者，加瓜蒌牡蛎散。瓜蒌苦寒清肺胃之热，生津止渴；牡蛎味咸，性寒，引热下行，津生热降。

三、验案举隅

丁某，女，48岁，2015年7月24日初诊。患者主诉心情郁闷，失眠4个月。近几个月来，情志低落，心情烦闷，意志消沉，兴趣低落，周身乏力，易于疲劳，夜寐欠安，难以入眠，烘热汗出，胸闷气短，口干口渴，纳可，便调，舌质暗红，苔薄黄略腻，脉弦滑数。辨病：抑郁症；辨证：热郁少阳证；方用：柴胡加龙骨牡蛎汤加减，具体方药：柴胡、黄芩、半夏、党参、石菖蒲、远志、郁金、龟板、旋覆花各10g，茯苓15g，生龙牡、茯神、丹参、合欢皮、酸枣仁、代赭石各30g，夜交藤40g，7付。二诊：诸症状明显好转，心情较前舒畅，睡眠改善，周身乏力感减轻，烘热汗出缓解，胸闷、气短减轻，舌质暗红，苔薄黄，脉弦滑数。效不更方，继服14剂。三诊：患者诉诸症均明显缓解改善，睡眠明显好转，疲劳感基本消失，胸闷气短未现，症状基本消失，舌质淡暗，苔薄白，脉弦。上方加减化裁继服14剂，诸证告除，随访6个月未复发。

摘自《河北中医》2017年12月第39卷第12期、《中医临床研究》2018年第10卷第2期

～ 按 语 ～

《素问·六元正纪大论》："郁之甚者治之奈何，木郁达之，火郁发之，土郁夺之，金郁泻之、水郁折之"。张仲景宗"木郁达之"论，开创开郁疏肝之法，创立小柴胡汤，并在此方的基础之上衍生出柴胡加龙骨牡蛎汤，用以和解少阳枢机，又通阳泻热、重镇安神。刘玉洁教授在治疗此类疾病时注重疏肝利胆，调和枢机兼以安神定志。此案患者多因情志不舒，

肝气怫郁，日久化热，枢机不利所致。治宜疏肝解郁，清热化湿，安神定志。故用柴胡加龙骨牡蛎汤加减，柴胡、黄芩、半夏清解肝郁，党参、茯苓益气健脾利湿、养心安神，丹参郁金、合欢皮、酸枣仁、夜交藤、石菖蒲、远志、茯神、龙骨、牡蛎、龟板等活血养心、通络开窍、重镇宁神，诸药合用，肝胆枢机得利，心神得宁，诸症自除，标本兼顾，疗效显著。

　　刘玉洁教授临床运用柴胡加龙骨牡蛎汤时，为防止攻邪太过，在原方的基础上去掉有毒的铅丹和苦寒攻下的大黄；又因北方天气干燥，为防止阳气过于亢盛，而致热病，去掉辛热之性的桂枝。当代社会高速运转，来自各方面的压力也越来越大，很容易导致肝郁不舒等情志因素的变化，治疗时把疏肝解郁和安神定志贯彻治疗的始终，从根本上调理疾病，故用茯神、石菖蒲、远志祛痰开窍宁神；丹参、郁金、合欢皮行气解郁活血、除烦安神。同时刘玉洁教授特别重视对患者的心理疏导，在临证时面对情感脆弱及心情容易郁闷的患者，总是以和蔼可亲的态度进行亲切的关怀，并予以心理疏导，让患者的内心感到非常温暖，二者结合，起到很好的疗效。徐大椿《伤寒论类方》曰："此方能治肝胆之惊痰，治癫痫必效。"《刘渡舟伤寒论讲稿》曰："本方开郁泻热镇惊安神，对小儿舞蹈病、精神分裂症、癫痫等凡见少阳不和，气火交郁而心神被扰，神不潜藏而见胸满而惊、谵语、心烦、小便不利等证，本方往往奏效。"可见本方的治疗范围非常广泛，并且患者的共同特点为其脉必是弦脉，刘玉洁教授在临证之时，既辨证又辨病，在诊断上病证俱名，在治疗上病证结合紧扣病机，还应用此方治疗儿童多动症、心悸、眩晕等病证，收效甚佳。

　　刘玉洁教授认为中医经典博大精深，经方义理法度严谨，在治疗抑郁症中运用经方，不必拘泥于原论，既可从原文中抓主症，又可抓兼症，或领会其理法，谨守病机，辨证无误，这样才能达到灵活运用异病同治、一方多用的效果。刘玉洁教授常告诫学生，业精于勤而成于思，学经方要究其深意，多思考，活学活用，经方组方严谨，要熟知其主药和配药的关系，根据抑郁症发生、发展、变化规律，因人、因时、因地、据证运用经方，并对其进行加减化裁，以扩大原方的用途。疾病发展从来不是照本宣科，一证、一型、一方，其常寒热虚实错综复杂，临证之时，常多方合用，以求速效。

曲艳津柴胡桂枝汤治疗抑郁症经验

名家简介： 曲艳津系天津市中医药研究院附属医院脑病科主任医师，硕士研究生导师，师从名医何世英，从事中医脑病研究近30年，经验丰富。曲艳津老师循温振胆阳之法以经方加减治疗郁证效果显著。

一、名医识病

人体之阳气主兴奋、温煦、蒸化、升提。范平等认为，《内经》指出"阳主动"，阳气为一身动力之源，而抑郁症以抑制、淡漠等表现为主，提示其发病与"阳气亏虚"密切相关。曲艳津老师认为胆阳不振者可发为郁证。胆属少阳，少阳为小阳、嫩阳，其应春气，宜生不宜伐，少阳不虚则太阳充沛，此即《内经》所言之"春三月，此为发陈，天地俱生，万物以荣……养生之道也。"从脏腑角度言，胆阳实，则胆气亦壮，肝气有根，决断力强，人之精神振奋而不消极；从阴阳角度言，胆阳足，则阳气"生"之有源，阳气"长"之基础因而坚实，阳气"生""长"协调有度方能行春夏之令，人之精神因而清明健旺；从五行角度言，胆阳升，则木气得以展放，肝之阳用畅泄，脾土清阳之气亦随之而生升，脏腑气机因之条达，精血津液得以通达输布。曲艳津老师据多年临床经验将胆阳虚弱所致主要症状概括为3组：①情绪低落、郁郁寡欢、对周围事物失去兴趣；②畏寒、易疲劳而懒惰；③纳谷不馨、泄泻。

二、治疗经验

名医张锡纯认为，柴胡禀少阳生发之气，为足少阳主药，并可兼治足厥阴，一药俱升手足少阳之气。而桂枝一味力善宣通，既可抑肝木之盛使之不横恣，又可理肝木之郁使之条达。桂枝的升降浮沉属性为升浮，可温生肝阳，补木以生火。柴胡亦有升发肝阳之作用，温则气行血畅。曲艳津老师认为，柴胡桂枝汤中柴胡、桂枝共为君药，两药合于辛温之生姜、甘温之炙甘草，可行升胆阳、疏肝气之功；党参补脾气以助其升清，半夏和胃气以促其降浊；黄芩清气机失调之郁热。诸药合用，共奏温胆疏肝、升脾降胃之功效，实为通调气机之良方。本方临床可用于郁证属少阳阳虚，气机失调者。正如陈建认为温补少阳阳气是治疗抑郁症的重要环节。黄锦鹏认为六经之中，少阳为枢，为人身气机升降出入的枢纽，具疏利气机、通调水道之能，若少阳受邪，则枢机不利而百病生。覃家浪认为，临床上许多精神疾病，诸如抑郁症和躁狂抑郁等情感性精神障碍等都与枢机不利及疏泄失调密切相关。

三、验案举隅

王某，男，47 岁，2011 年 12 月 12 日初诊。患者以心情抑郁、头昏沉 3 个月，加重 1 个月为主诉，由家属陪同，寻师诊治。其于 3 个月前因家庭纠纷，气急恼怒而出现颠顶部头痛，自服"龙胆泻肝丸""复方羊角颗粒"各 3 盒，头痛基本消失，但自此之后便觉头昏沉、食欲不振，并渐感疲劳乏力、反应迟钝、工作时精力难于集中，后渐见失眠，懒于起床，常因工作频频出错而自责内疚，对周围事物失去兴趣。至此次就诊时已近 1 月不能正常工作及料理家务。刻诊：双眉紧锁，愁容满面，端坐少动，自诉头昏沉，畏寒肢冷，左侧肢体时感麻木，常欲捶胸痛哭。脉左寸关虚弱，右脉弦缓，舌淡暗，苔白微腻。头颅 CT 未见明显异常改变。曲艳津老师沉思良久，诊断：郁证，辨证：胆阳虚弱，气机失调。

方用柴胡桂枝汤加减：柴胡 12g，黄芩 9g，白芍 9g，半夏 9g，党参 9g，黄芪 15g，吴茱萸 6g，桂枝 9g，干姜 6g，川芎 6g，炙甘草 6g，浮小麦 30g，生姜 5 片，大枣 7 枚。4 剂，水煎分 2 次服，日 1 剂。2011 年 12 月 16 日二诊：头昏沉略有减轻，食欲较前有所改善，疲乏之感缓解，心情仍抑郁，畏寒肢冷，左侧肢体时感麻木。脉左寸关虚弱，右脉弦缓，舌淡暗，苔白微腻。上方增黄芪至 30g，加附子 9g，知母 12g，余不变，继进4剂。2011年12月20日三诊：头昏沉、疲乏较前减轻，心情抑郁有所改善，左侧肢体麻木感减轻，畏寒肢冷略减，食欲明显好转。脉左寸关虚弦，右脉缓，舌淡暗，苔白微腻。药以中的，守上方继服7剂。在患者随后的就诊过程中，曲艳津老师始终以柴胡桂枝汤为主方随症加减，前后调理共2月余，病情已基本得到控制。患者精神状态良好，情绪稳定，已能正常工作及处理家务，食欲可，无先前之疲劳乏力感，左侧肢体麻木基本消失，唯觉手足微发凉畏寒，劳累时略感头昏沉。师嘱其保暖避寒，适度运动，尤其要学会调畅情志，避免不良情绪的刺激，进行自我减压，保持平和的心态与积极的人生观。如此怡情易性，维持脏腑气机条达，方可利于疾病之康复，更可预防疾病之复发。随访至今，患者病情稳定。

摘自《长春中医药大学学报》第29卷第2期2013年4月

～ 按 语 ～

本案病因过服苦寒清泻肝胆之药，致胆阳受损，患者诸般症状皆由此而生。曲艳津老师以柴胡桂枝汤为基础方，加温热之附子、吴茱萸、干姜，强其振奋胆阳之功；益性温上升之黄芪、辛温展放之川芎，以助其春令之行；入甘凉之浮小麦，与原方中之白芍、大枣相合，3药共用，益气养阴、敛液安神，一防阳损日久，累及其阴，二图阴中求阳，助阳恢复；后增知母者，以制诸般温药之燥热伤阴，更利于久服。

伍炳彩甘麦大枣汤治疗抑郁症

名家简介：伍炳彩，男，江西省吉安县人。江西中医药大学金匮教研室主任，教授、主任中医师、博士研究生导师，享受国务院特殊津贴、国家级名中医。2017年6月29日，人力资源社会保障部、国家卫生计生委和国家中医药管理局授予伍炳彩"国医大师"荣誉称号，享受省部级先进工作者和劳动模范待遇。现任江西省保健委员会专家组成员、江西省新药评审委员、南昌市医学会医疗事故技术鉴定专家组成员、江西中医药大学中医临床基础学科负责人、南昌市中医学会副秘书长等。

一、名家识病

抑郁症是一组以心境显著而持久的改变为基本临床表现的精神疾病，常伴有相应的思维和行为改变，临床上以情绪低落为主要症状，表现为悲观失望，对日常活动丧失兴趣和愉快感，精力明显减退，无明显原因的持续疲乏感，严重者甚至反复出现自杀念头或行为。其中，精神症状可概括为情感低落、思维迟缓和意志减退三大表现。

中医学对抑郁症的认识较早，主要将其归类于情志疾病的范畴。《黄帝内经》将情志因素看作是导致人体致病的重要原因，并有怒伤肝、喜伤心、思伤脾、忧伤肺、恐伤肾等大量有关情志致病的记载。中医对于抑郁症的归属主要还是以"郁证"为主范畴，其他则散见于百合病、脏躁、癫证、失眠、健忘以及梅核气等疾病中。临床中抑郁症的表现及辨证分型不是单一的某些证型，常有虚实寒热错杂之证。情志所伤是其外因，脏气失调为其内因，内外结合，相互影响，促发本病。故在临床中对于抑郁症的治疗需要四诊合参，详细辨证，随证治之。伍炳彩教授从医50余载，擅用经方、时方治疗疑难杂病，收效良好，治疗抑郁症的效果比较显著。在复杂的临床表现中能够见微知著、抓住主证，善于守方，用药时常汤剂、散剂、丸剂灵活运用。

二、验案举隅

贾某，女，24岁，未婚。2016年5月30日初诊：近两月无明显诱因出现少食少言，静默喜卧，身体肌肉僵硬，悲伤欲哭，易饥饿，易紧张，胆怯易惊。平素对自己的生活管束较严，长期独自在国外学习。舌体稍胖，苔白稍腻，咽红，脉弦不静，寸尺偏浮。中医诊断：郁证（肝郁血虚，心神不宁，兼有湿热）。治法：调肝解郁，养心安神，兼清湿热。选方：银翘马勃散合甘麦大枣汤合百合地黄汤。处方：金银花10g、连翘10g，马勃5g，牛蒡子10g，射干10g，浮小麦30g，大枣4枚，生甘草6g，百合12g，生地黄10g。7剂。

2016年6月6日二诊：药后诸症日渐好转。刻下：纳寐安，精神体力较前好转，二便平，仍静默少言，肌力正常，时悲伤欲哭，近期压力较大，喜叹息，自主运动量较少，情绪仍消沉，偶心烦，流泪，出汗减少，全身汗出，仍易疲劳、胆怯易惊。近2月来月经推迟，量色正常，无血块。舌红苔白稍腻，脉弱寸旺。守初诊处方，7剂。

2016年6月13日三诊：诉自6月7日开始出现烦躁，恐惧，躁动不安，甚则时有轻生念想，情绪低落，时有悲伤流泪，对外界刺激敏感，时觉胸闷，易叹气，食欲差，食后无所苦。近日汗出较多，眠浅，易惊醒，烦躁不安，二便平。舌质红苔薄黄，咽稍红，脉沉稍数寸浮。处方1（汤剂）：守初诊处方加茯苓10g、杏仁10g，7剂。处方2（安神定志丸）：茯苓10g，茯神10g，远志10g，石菖蒲10g，龙齿10g，党参15g。5剂。上为细末，蜜丸为梧桐子大，每日2次，每次9克，开水冲服。

2016年7月4日四诊：服药后易受惊吓好转，仍悲伤欲哭、易叹息，烦躁好转，纳眠可，二便调。月经2月未至。舌淡红苔薄白，脉弦寸浮。处方1：汤剂守三诊处方加淡豆豉10g、焦栀子10g，7剂。处方2：丸剂守安神定志丸。

2016年7月11日五诊：服药后胆怯、悲伤欲哭较前好转，自主活动量较前增加，烦躁好转，叹息减轻。刻下：仍感胆怯、悲伤欲哭，喜叹息，声音小，偶尔烦躁，食欲一般，食量小，眠浅易醒，二便平，脉滑。LMP：2016 年 7 月 10 日，量中等，色鲜红。处方：汤剂守四诊处方加夜交藤 10g，7 剂；丸剂同前。

2016 年 7 月 18 日六诊：病情好转，叹息、悲伤减少，会和家人交流，纳眠可，舌苔稍腻，脉软稍滑。处方：汤剂守五诊处方加赤小豆 10g、蔻仁 6g；丸剂同前。

2016 年 7 月 22 日七诊：药后悲伤欲哭减轻，叹息减少，睡眠较深，纳食增加，和家人交流仍少。现双侧额头近太阳穴处疼痛，近期较易头晕，不伴呕吐，无天旋地转，眠至午夜 12 点醒来，夜尿 1 次，喜热食，偶打嗝，口不干不苦不黏，汗出少，大便两天 1 次或一天数次，成条，小便平，无胸闷心慌。舌边尖红苔黄，咽红，脉软寸旺。处方：汤剂守六诊处方加刺蒺藜 6g，7 剂；丸剂同前。

2016 年 8 月 1 日八诊：精神较前明显好转，能正常与人交流。处方：汤剂、丸剂均守七诊处方善后。

摘自《江西中医药》2017 年 2 月第 2 卷第 48 期

∽ 按 语 ∽

此患者病情复杂，涉及肝、心、脾、肾等脏，表现为食少懒言，静默喜卧，身体肌肉僵硬，悲伤欲哭，易饥饿，伍炳彩教授认为其与《金匮要略》中百合病的描述"意欲食复不能食，常默默，欲卧不能卧，欲行不能行，饮食或有美时，或有不闻食臭时，如寒无寒，如热无热"相符，有心肝血虚的症状，故用百合地黄汤；此患者有喜悲伤欲哭，易紧张，胆怯易惊，脉弦不静等症，伍炳彩教授认为其与《金匮要略》中"妇人脏躁，喜悲伤欲哭，如神灵所作，数欠伸，甘麦大枣汤主之"相吻合，且患者平时对自己要求严格，长期在外留学压力较大，导致肝失疏泄，心阴受损，故用甘麦大枣汤；此外患者还有咽红、胸闷等症状，咽喉为诸经脉循行交会之处，诸经病变均可在咽喉有所反映，伍炳彩教授临证颇重视咽喉的望、问诊，常言诊察咽喉实有司外揣内、见微知著之妙，银翘马勃散主入手少阴心经，可清心火，利咽除湿。胸部乃心、肺寄居之所，故胸闷一症多与心、肺二脏气机不畅有关，伍炳彩教授认为导致气机不畅的原因以湿、痰、饮、瘀邪为多，此患者观其症状乃痰湿郁阻，肺气不畅，郁久化热所致，故用银翘马勃散清痰郁之热，加茯苓杏仁甘草汤宣肺化痰除湿，使门户开合正常，气机升降有序。投以丸剂安神定志丸，通过补益气血，驱邪安神，使精血日渐恢复，五脏得以藏神。再根据几次复诊症状变化随症加减，亦符合张仲景之"随证治之"之法。

伍炳彩教授以善于治疗各种疑难杂症而闻名。精神情志疾病常涉及多个脏腑，临证时常需兼顾各脏腑或需分步治疗，因证施治，可一法独施或数法交替使用，贵在知常达变，谨守病机，随证变法。

王春林柴胡加龙骨牡蛎汤
治疗中风后抑郁经验

名家简介：王春林教授是第五批全国名老中医继承工作指导老师，担任云南中医学院针灸推拿康复学院副院长，兼任云南中医学院第一附属医院推拿科主任，为中华中医药学会推拿分会常务委员和云南省中医药学会推拿专业委员会常务副主任委员、云南省针灸学会常务理事、云南省医学会物理医学与康复分会常务委员、云南省专家协会会员。擅长运用中医推拿手法治疗腰椎间盘突出症、颈椎病、肩周炎、骨性关节炎、骶髂关节损伤及脊柱相关性疾病等疾病。

一、名家识病

1. 病因病机

中医学认为肝为刚脏，喜条达而恶抑郁，主疏泄。精神、情绪、心理行为与肝疏泄功能密切相关。正常的情志活动依赖于气机的调畅，肝疏泄正常，气机调畅则机体可协调自身的精神活动，表现为精神愉快，心情舒畅，思维敏捷。《素问·举痛论》曰："思则心有所存，神有所归，正气留而不行，故气结矣。"《灵枢·本神》曰："愁忧者，气闭塞而不行。"当肝的疏泄功能受各种刺激后，肝失条达，气机郁结则会出现情绪低落、烦闷、敏感多疑等情志抑郁诸症。脾为后天之本，肝血赖于脾运化水谷精微资生，而脾运化又依赖于肝疏泄，两者相互影响。肝失疏泄，肝气郁结，脾失健运则头晕、纳差、腹胀。气郁则血瘀，气病及血，可致少腹疼痛、胁痛、腹胀等症状。肝郁日久易化火生痰，引起火郁痰凝，上扰清窍，引起失眠、多梦等症。抑郁症患者多忧愁善感、思虑过度而伤脾，所谓"思则气结于脾"。肝郁犯脾，脾失健运，往往是肝郁脾虚同时存在。脾气虚弱时，水谷精微不化，都会致使心无所养。心主神明，心气不足则诸神闭郁也。而心的病变可以进一步影响到五脏六腑，如《灵枢·口问》曰："悲哀愁忧则心动，心动则五脏六腑皆摇。"究其基本病机主要因为肝失疏泄、脾失健运和心失所养，且有虚实之分。郁证所涉及的脏腑主要是肝、脾、心三脏，病变常常累及不止一脏。气郁为先，伴有痰郁、血郁、火郁。《普济本事方》卷一载："平人肝不受邪，卧则魂归于肝，神静而寐。今肝有邪，魂不得归，是以卧则魂扬若离体也。"气机不畅、魂不安藏而致失眠，肝郁日久，化火生热，肝火内炽，上冲神魂，神志不安进一步加重。清代陈修园《伤寒论浅注》卷二云："此一节言太阳之气因庸医误下，以致三阳合病，特立三阳并治之方，滋阳明之燥，助少阳之枢。而太阳不失其主开之职，其病仍从少阳之枢而外出矣。"清代吕楥村《伤寒寻源·下集》云："此证全属表邪误下，阴阳扰乱，浊邪填隔，擅中之气，不能四布，而使道绝，使道绝，则君主孤危，因而神明内乱，治节不行，百骸无主，以致胸满烦惊，小便不利，谵语，一身尽重，不可转侧，种种皆表里虚实、正邪错杂之证。"清代钱天来《伤寒溯源集》：诸家一致认为此条所述乃太阳表证误下致变的情况，其所累及的脏腑经络范围较广，钱氏谓"经络纠纷，变症杂出"及吕氏之"表里虚实，正邪错杂"之语，简明扼要地点明了本证的病机病位特征，但陈氏从三阳合病立论，则未免有悖经旨。盖伤寒表证日久，已伏内传之机，更因误下里虚，邪气乘虚而陷入里，此时表邪已尽，并无太阳证象羁留，则三阳合病之言，难以成立。钱氏"太阳经邪传至少阳而入里"，准确地描述了本证的演化情形。清代钱天来《伤寒溯源集》："《灵枢》谓脾所生病也。不可转侧，足少阳胆病也。言伤寒八九日，经尽当解之时而不解，因误下之后，使太阳之经邪，传至少阳而入里也……然此条经络纠纷，变症杂出，未可以寻常治疗也，故以小柴胡为主，加龙骨牡蛎汤主之。"

2. 守病机，辨病与辨证相结合

古代医家所述郁证，大多有两层含义，一是指人体气血津液运行不通而出现的状态；二是指情志不遂所导致的疾病。即将郁证分为"因病而郁""因郁而病"。吾师认为：中风后抑郁患者常因突如其来的生理功能障碍而难以承受打击，产生害怕和担心情绪，思虑过度，因此为"因病而郁"。正如《丹溪心法·六郁》言："提六郁学说（气血痰火湿食郁）云：气血冲和，万病不生。一有怫郁，诸病生。六郁以气郁为先，肝失条达，气机郁滞成气郁。凡郁皆肝病。相火妄动为元气之贼，怒伤肝动火，怒郁不解生痰，并主张去欲主静以养生。"吾师认为中风后抑郁为七情伤脑神，首伤气机后及血，致诸郁。其病因病机：忧思伤脾致痰湿，日久化火伤脾阴，致心脾两虚；情志过极伤心气、心阴、心血，导致心神失养而扰神脑；情志病致气血火痰湿食六郁扰神脑，六郁更加重情志病。因此在治疗上侧重调畅气机、理气开郁为主。同时配合中医之情志相胜法、移情易性法、顺情从欲法、顺情满足法等多种方法以利于病情恢复。

二、治疗经验

疏肝解郁是治疗抑郁症的基本治疗原则。小柴胡汤功擅疏肝利胆、调达气机，以治疗枢机不利，气机郁结为特点；逍遥散疏肝解郁兼健脾养血，治疗肝气郁结，脾虚失运兼营血虚弱；柴胡疏肝散疏肝解郁，治疗肝郁气滞引起的病证；小柴胡汤加龙骨牡蛎汤疏肝清热、利痰定惊，长于治疗气滞化火、痰热内扰引起的病证。柴胡类方在疏肝解郁的基础上针对抑郁症不同病因病机症状，酌情配伍能够有效地治疗抑郁症。中风后抑郁症的发病机制尚不清楚，可能与大脑损害引起去甲肾上腺素（NE）和5-羟色胺之间的平衡失调有关，使两种神经递质含量低下而致抑郁症；家庭、社会、生理等多种影响导致病后生理、心理平衡失调。另外有资料表明，中风后抑郁症的发生与神经功能缺损的程度成正比。中风后抑郁症属于"郁证"范畴。中医学认为，肝与情志关系非常密切，故中风后抑郁症病位主要在肝。患者常因突如其来的生理功能障碍而难以承受打击，产生害怕和担心情绪，思虑过度，"思则气结"，所以，忧思、郁怒最易伤肝，郁久则伤血耗气，可致气血心脾俱虚，因而与心、脾各脏的气血和阴阳失调都有一定的关系，病机多为肝郁血虚。柴胡加龙骨牡蛎汤是由小柴胡汤加减而来，具有和解少阳、通阳泄热、重镇安神的功效。西医学研究表明，柴胡加龙骨牡蛎汤可明显升高下丘脑、纹状体、边缘区和大脑皮层单胺类神经递质多巴胺（DA）及其代谢物的水平，可促进大脑皮质和纹状体的 DA 系，抑制丘脑下部的 NE 系，有显著的抗抑郁作用。药理实验表明，柴胡龙骨牡蛎汤对神经系统有明显的调节作用。黄连镇静解热、清肝胆热，起镇静作用。半夏有催眠、抗焦虑、镇静等作用，化痰以安心神。人参安神益智，安精神定魂魄，增强记忆力，抗应激，加速合成中枢 DA（多巴胺）与 NA（去甲肾上腺素），增强脑血流量改善脑能量代谢，促进脑神经细胞，抑制神经细胞凋亡坏死，促进脑内物质代。甘草能改善NE 神经元、抗心律不齐、安神、抗惊厥、调节免疫等。桂枝温经，温助阳气，镇静与温通，抗惊厥，扩张血管，促进脑血液循环。白芍镇静。龙骨镇惊安神、平肝潜阳，治疗惊悸失眠、烦躁。牡蛎重镇安神，治心神不宁，心烦失眠，多梦，心烦，眩晕。茯苓健脾宁心，治心神不宁、失眠，调节免疫，改善自主神经紊乱、健忘，降低自主活动，对抗过度兴奋，宁心镇静。香附镇静，抗惊厥，安定，抑郁躁。桂枝与人参调整神经功能，扩张血管，增加脑灌流量，改善脑供血不足与脑血液流量异常。马世平等采用小鼠强迫游泳、悬尾抑郁动物模型，观察柴胡加龙骨牡蛎汤的抗抑郁作用。结果表明柴胡加龙骨牡蛎汤具有显著的抗抑郁作用。柴胡加龙骨牡蛎汤证是出于《伤寒论》辨太阳病证治中篇，系属伤寒下后烦惊谵语的证治，是为太阳表证失治、误治，邪热内陷所致之"坏病"而设。古人除用该方治疗伤寒下后烦惊谵语证外，还治癫、狂、痛、多梦少寐等证。如《伤寒类方》中云："治狂症，惊惧避人，兀坐独语，昼夜不眠，或多猜疑，或欲自死，不安于床者；又治病证，时时寒热交作，郁郁悲愁，多梦少寐，或恶接人，或屏居暗室殆如疹擦。"临床上应用柴胡加龙骨牡蛎汤治疗中风后抑郁疗效显著，值得推广。

三、验案举隅

刘某，女，48 岁。一年前患脑血管病后，出现精神不畅、喃喃自语、时有哭笑、入夜尤甚，曾经在多家医院就诊，服用多种安定剂，治疗效果不佳。就诊时症见：情绪低落，面色无华，时有喃喃自语。纳可，二便可，夜寐欠安。舌质红，苔黄腻，脉弦无力。处方：柴胡 15g，黄芩 15g，生姜 15g，人参 10g，桂枝 10g，茯苓 15g，半夏 9g，大黄 5g，大枣 5 枚，石菖蒲 20g，炙甘草 15g，小麦 15g，合欢花 30g，龙牡各 30g。服汤药 10 剂后，质微红苔腻转薄，脉略弦。继服上方剂 5 剂。情绪低落及喃喃自语症状缓解，精神畅快，只偶有心烦。随访至今，症状未有加重。

摘自《辽宁中医药大学学报》2014 年 6 月第 16 卷第 6 期

❧ 按语 ❧

　　针对该患者的病机特征，以疏肝解郁为先，同时化痰安神，行加减治疗以柴胡加龙骨牡蛎汤切中病机，同时佐以甘麦大枣汤以养心安神、缓急育阴、清心除烦，消除气机郁结之化热趋势。全方配伍实则为恢复气机升降出入之常，阴阳气血之和。调整脏腑功能，使三焦宣畅，气机运转，邪有出路。联合诸药，取得疏肝化痰、解郁祛瘀功效，终以安神。柴胡龙骨牡蛎汤出自《伤寒论》之坏病第 107 条："伤寒八九日，下之，胸满烦惊，小便不利，谵语，一身尽重，不可转侧者，柴胡龙骨牡蛎汤主之"。柴胡加龙骨牡蛎汤是在小柴胡汤基础上加减得成，方中小柴胡汤行气疏肝解郁，加以龙骨、牡蛎重镇安神之品，定惊宁魂。诸药相合，于疏肝解郁之中，兼有安神定惊、泻热化痰之效，可有效地提高睡眠质量。方药组成有：柴胡、黄芩、人参、半夏、生姜、大枣、桂枝、茯苓、大黄、龙骨、牡蛎、铅丹。因方中铅丹有毒，现代临床医学去除铅丹保留其余各味药材。该方以和解少阳、重镇安神为法，主治伤寒误下，损伤正气，导致邪热内陷，形成表里俱病、虚实互见的变证。作为安神方剂的代表方之一，其立法巧妙，临床应用广泛。《医宗金鉴》曾谓："是证也，为阴阳错杂之邪；是方也，亦攻补错杂之药。柴、桂解未尽之表邪，大黄攻已陷之里热，人参、姜、枣补虚而和胃；茯苓、半夏利水而降逆，龙骨、牡蛎、铅丹之涩重，镇惊收心而安神明，斯为以错杂之药而治错杂之病也。"肝郁可乘脾犯胃，气滞血瘀津停，久则由实转虚，损伤气血阴阳。

王孝先小柴胡汤治疗药物性抑郁症

名家简介：王孝先是新疆医科大学中医学院教授，从事《伤寒论》教学与临床 30 余年，运用《伤寒论》理论辨证论治，治疗多发性硬化症、药物性抑郁症等疾病，取得显著疗效。

验案举隅

辛某，女，25 岁，2003 年 3 月 16 日初诊。患者于 3 月 8 日行药物流产术后发热，经静脉滴注头孢拉啶治疗 5 天，体温下降。于 3 天前夜间突然出现神志异常，时而谵语，如见鬼状，彻夜不寐，至翌日清晨始安。赴新疆某医院诊治，检查各项生理指标均正常，诊断为药物性抑郁症。患者于清晨出现昏睡谵语，呼之能应，推之能醒，醒后神志清楚，旋即昏睡如故，并呈进行性加重，遂求治于中医。诊见：慢性病容，精神疲惫，面色晦暗，询其病情，尚能应答，自感恶寒，继之发热，胸胁部胀满、疼痛，饮食不佳，时呕恶，心中烦闷，头晕欲卧，大便不爽，小便黄赤，舌正常、苔微腻，脉弦滑。检查：少腹部轻度压痛、拘急，阴道仍有少量出血，血色紫黑。西医诊断：药物性抑郁症。中医辨证属热入血室，兼痰浊壅盛。治宜和解少阳，活血化瘀，祛痰利湿，方以小柴胡汤加减。处方：柴胡、法半夏、川牛膝各 12g，黄芩、生姜、大枣、炙甘草、桃仁、红花、石菖蒲、郁金各 10g，太子参、五灵脂、丹参、生地黄各 15g。3 剂，每天 1 剂，水煎，分 2 次服。另予以至宝丹 1 丸，汤药送服。二诊：药后昏睡谵语消失，神志清楚，恶寒发热及胸胁满痛明显减轻，阴道已无出血，续服 2 剂以巩固疗效。随访 1 年未见复发。

摘自《新中医》2006 年 5 月第 38 卷第 5 期

∽ 按 语 ∽

本例患者行药物流产术后，复感外邪故高热，经治疗后体温虽降，但热邪与瘀血结于胞宫，而致热入血室证。热瘀互结，正邪纷争则寒热往来；少阳经气不利则胸胁胀满；瘀热夹痰湿上扰心神，轻则昼日明了，暮则谵语，如见鬼状。治宜和解少阳，活血化瘀，祛痰利湿，以小柴胡汤合菖蒲郁金汤加活血化瘀之品。方中以柴胡、黄芩和解少阳，清解少阳半表半里之邪；太子参、大枣、甘草补脾和胃以安中州；桃仁、红花、川牛膝、五灵脂、丹参活血化瘀以祛胞宫血瘀；石菖蒲、郁金、法半夏、生姜、至宝丹芳香化湿，开窍醒脑，蠲除痰湿；佐以生地黄滋阴并防活血化瘀药损伤阴血，使祛邪而不伤正。诸药合用，和解少阳，活血化瘀，祛痰开窍，切中病机，故服3剂病退，5剂而愈。

孙彬经方治疗抑郁症经验

名家简介：孙彬，河南省中医院内科主任中医师，教授，硕士生导师。孙彬教授为第五批全国老中医药专家学术经验继承指导老师，临证经验丰富，他运用经方治疗抑郁症，疗效显著。

一、名家识病

孙彬教授认为脏躁者，乃脏阴不足，有干燥躁动之象。患者素多抑郁，忧愁思虑，积久伤心，劳倦伤脾。心脾受伤，化源不足，脏阴更亏，五脏失于德养，五志之火内动，上犹心神，以致脏躁。孙彬教授认为抑郁症辨证属阴血暗耗，心神失养者，治宜甘润缓急，养阴清火，宁心安神，当选加味甘麦大枣汤。

二、治疗经验

关于情志病，多为心的功能失常，《灵枢·卫气》言："神生于五脏，舍于五脏，主导于心。"本病在于心脾经，属内伤虚证，当以甘润滋养之法为主，佐以清心安神。遵《灵枢·五味》"心病者，宜食麦"之旨，方中用小麦取其甘凉之性，养心除烦，宁心安神；生地黄、麦冬养阴生津；生栀子、竹茹清心除烦；炒酸枣仁、生龙牡养心镇惊安神；石菖蒲、远志化湿和胃，宁神益智；甘草甘平，补养心气，和中缓急；大枣甘温质润，益气和中，润燥缓急；青皮、陈皮、广木香行气健脾燥湿，以免久服滋阴之品黏腻碍胃和助湿壅气之弊。诸药合用，甘润平补，共奏养心益脾，滋阴清火，宁心安神之功。以上药物用量根据患者体质和症状轻重在其范围内变化，其中甘草药量宜大，30g为佳，对中满腹胀不能饮食者，甘草减少至 15g；若大便偏稀者，生地减量，余药用量不变。《素问·阴阳应象大论》曰："人年四十而阴气自半也"。年纪较大的患者，肾阴亏虚，肾水不足，不能上济于心；心火上炎，不能下温肾水，心肾无以交通，故发本病。桂枝加龙骨牡蛎汤见于《金匮要略》，仲景曰："夫失精家少腹弦急，阴头寒，目眩，发落，脉极虚芤迟，为清谷亡血失精……桂枝加龙骨牡蛎汤主之。"本方有调和阴阳、潜阳固涩之功效。《金匮要略论注》："桂枝、芍药，通阳固阴；甘草、姜、枣，和中、上焦之营卫，使阳能生阴，而以安肾宁心之龙骨、牡蛎为辅阴之主。"山萸肉补益肝肾，涩精固脱，其补力平和，壮阳而不助火，滋阴而不腻膈，收敛而不留邪；酸枣仁养肝、宁心、安神、敛汗；合欢皮归心肝经，安神解郁。诸药合用共奏补益肝肾，燮理阴阳，交通心肾，宁心安神之功。柴胡加龙骨牡蛎汤是仲景为治疗伤寒误下，病入少阳，邪气弥漫，烦惊谵语而设，《伤寒论》107 条原文："伤寒八九日，下之，胸满烦惊，小便不利，谵语，一身尽重，不可转侧者，柴胡加龙骨牡蛎汤主之。"柴胡加龙骨牡蛎汤可下肝胆之惊痰，疏肝泄热，重镇安神。其方义正如《绛雪园古方选注》所说："柴胡引升阳药以升阳；大黄引阴药以就阴；参草助阳明之神明，即所以益心虚也；茯苓、半夏、生姜启少阳三焦之枢机，即所以通心机也；龙骨、牡蛎入阴摄神，镇东方甲、乙之魂，即所以镇心惊也；龙、牡顽纯之质，佐桂枝即灵；邪入烦惊，痰气固结于阴分，用铅丹即坠。致于心经浮越之邪，借少阳枢转出于太阳，即从兹收安内攘外之功矣。"孙彬教授临证时一般不用铅丹，而且根据证情加减。或加入石菖蒲、青礞石、胆南星等祛痰定惊之物，或加郁金以行气解郁，或加入珍珠母、琥珀、磁石等镇惊安神之品。痰热除，气机畅达，气血条达则神自归舍而安。

三、验案举隅

患者李某，女，43 岁。于 2013 年 3 月 15 日就诊。患者 7 年前因情志刺激出现精神抑郁，多疑易惊，喜悲伤欲哭，不欲饮食，在某医院诊为"抑郁症"，曾服黛力新片治疗症状缓解。2 年前再发。就诊时症见：精神抑郁，默默不欲饮食，口干，多疑，情绪易于波动，喜悲伤欲哭，心中烦乱，夜寐不安，大便结，数日不行。舌质淡红，苔薄少，脉细数。中医诊断：脏躁；西医诊断：抑郁症。辨证属阴血暗耗，心神失养。治法：甘润缓急，养阴清火，宁心安神。方药：生甘草30g，淮小麦30g，生地30g，麦冬30g，广木香10g，青陈皮各10g，远志10g，竹茹10g，石菖蒲10g，生栀子10g，生龙牡各30g，炒枣仁30g，郁金10g，大枣10枚。10剂，水煎服，日一剂。二诊：患者精神、睡眠好转，纳食增加，口干症状消失，喜悲伤欲哭，心中烦乱症状改善，大便正常。守上方继服15剂。三诊：患者诸症基本消失，纳眠、二便正常。守方继服10剂以巩固疗效，随访病愈。

摘自《环球中医药》2014年8月第7卷第S2期

～ 按 语 ～

癔症属中医学郁证、西医学抑郁症范畴，与百合病相类似，症状复杂多变，多在精神刺激影响下发病，以女性青壮年多见，其病因病机主要是忧愁、思虑过度或情志不遂，肝气郁结，郁久化火，或热病之后，余邪留于经脉，营血亏耗，心肺阴虚，心神失养，神志不宁。临床观察，其病属实者少，属虚者多，或虚实夹杂，变化多端。甘麦大枣汤有补正不助邪、攻邪不伤正之特点，并能安心、定胆、益气、养五脏，故选用此方为主。再加远志、竹茹、郁金豁疾开窍、理气解郁。上药合用使气机条达，百脉调和，故而病愈。

曾庆明柴胡加龙骨牡蛎汤
治疗抑郁症经验

名家简介：曾庆明教授系广东省名中医，擅长灵活辨证运用经方治疗各种临床疾病。在学术上，遵循张仲景六经辨证，重视脾肾和痰瘀，倡导从"虚""瘀""痰""郁"治疗内科疑难杂症。用药剂型上，善用汤剂开头，膏、丸、散、胶囊、酒剂殿后。

一、名家识病

柴胡加龙骨牡蛎汤源自《伤寒杂病论》第107条"伤寒八九日，下之，胸满烦惊，小便不利，谵语，一身尽重，不可转侧者，柴胡加龙骨牡蛎汤主之"。太阳病，伤寒八九日，本应汗解，反而下之伤正气，以致邪入少阳，表里俱病，虚实夹杂之证。病邪从太阳传入少阳，邪壅少阳，经气不舒，故见胸满，即总感胸闷不适，喜叹息，得一长呼吸后而舒，气逼难以直呼深吸，或似气短难以接续。肝郁气滞津凝，积聚成痰湿，日久化热，扰乱心神，故见烦、惊、谵语，即见终日思虑无穷，忧患不止，烦虑不已，或稍有风吹草动即心惊肉跳，惊恐不安，在外胆怯，在家烦躁，甚至稍有不顺则声粗骂詈，甚至动粗，或常做噩梦。表邪误下，少阳枢机不利，肝气郁结，易导致三焦失职，水道不通，故小便不利，即时时小便，但量不多，夜尿3~5次；虽不秘不泄，但大便不爽。"一身尽重，不可转侧"仍全身困重乏力感，甚至感到虚弱至极。其在《伤寒论》中只出现过两次，但是肝病的独特表现，是由于少阳经受阻，不通则痛而致不能转侧。原方含有柴胡、黄芩、人参、桂枝、茯苓、半夏、大黄、龙骨、牡蛎、铅丹、生姜、大枣。本方集小柴胡汤、桂枝汤、大柴胡汤、小定志丸、茯苓甘草汤于一体，具有疏肝解郁，和解少阳、通阳泄热，镇静安神作用。

抑郁症是一类严重危害人类身心健康的精神类疾病，终生患病率高达 15%~20%，其复发率高达 50%~85%，根据中国疾病预防中心指出，目前中国有抑郁症患者 3600 万。抑郁症属于中医学中"郁证"范畴，大多由于情志不舒、体质因素等原因致肝失疏泄、脾失健运、心失所养、脏腑阴阳气血失调，其中以肝失疏泄，气机不调为主要病机。临床主要表现为精神抑郁，表情淡漠，沉默不语，静而少动，思维迟钝，胸部满闷，胁肋胀痛，易怒喜苦，悲伤消沉，焦虑恐惧等。西药治疗大多费用昂贵、不良反应较大，从而患者依从性差、疗效欠佳。中医学对"郁证"早已记载，《医方论·越鞠丸》云："郁病必先气病。"《古今医统大全·郁证门》云："郁为七情不舒，遂成郁结，既郁之久，变病多端。"因此，气郁日久必有气、血、食、湿、痰、火郁之复杂变化，六郁之间又常常相互夹杂，最后致气郁化火、痰热内扰复杂之证，并且抑郁症类疾病病程一般较长，"痰湿食血火气"六郁日久致脏腑气血损伤、阴阳亏虚。

二、治疗经验

曾庆明教授认为柴胡加龙骨牡蛎汤治疗抑郁症机理如下：柴胡加龙骨牡蛎汤以小柴胡汤为主，足少阳胆经布胸胁，小柴胡汤和解少阳治胸闷，疏胆腑而治叹息，而主以柴、芩。畅达三焦腑之气水火，而益以夏、苓；手少阳经三焦经脉"过心脏"，沟通了胆与心之关系，少阳枢机不利，故常有抑郁或烦躁易怒、失眠之病，所以在柴、芩和枢机的基础上，加龙骨、牡蛎、铅丹、茯苓以宁心、镇心、安心。研究显示，柴胡加龙骨牡蛎汤证中烦躁易怒、失眠分别居精神症状和躯体症状之首；足少阳胆腑藏精汁，主疏泄、决断，寄相火，在用小柴胡汤畅达少阳胆腑气机上，加大黄使阳明之气可升，取小定志丸之意，加桂甘使心胆少火微生，取柴胡桂枝汤之意。并且桂枝本辛温，能活血通脉，振奋阳气，具灵动之性，配于方中则诸阴药得活，阴阳相配，动静结合，解郁化痰、镇静安神之效始显，正如《绛雪园古方选注》所说："龙、牡顽纯之质，佐桂枝即灵。"现代药理研究表示，柴胡加龙骨牡蛎汤具有明显的抗抑郁作用，能够保护海马神经元，调节下丘脑－垂体－肾上腺轴功能及增加脑内单胺类递质。

三、病案举隅

曾庆明教授将柴胡加龙骨牡蛎汤加减运用于临床治疗抑郁症类疾病多收获奇效，其应用旨在谨守病机，灵活变通，兹从恩师临床病案中摘取数则医案，以资参考。

1. 肝郁痰扰，心胆气虚型

陈某，男，13 岁，精神紧张、心痛胸闷 3 年，2013 年 3 月 16 日初诊。其母代述自幼胆小怕事，性格内向，多静少动，不愿与人交往，易自卑、胆怯，不喜读书，喜独自玩电脑游戏，偶有口干不口苦，就诊时察看其一直低头默默不语，曾经性格暴躁，纳眠可，大便 2 日一行，舌有瘀，苔白腻，脉细滑。此病辨证为心胆气虚，肝郁日久，痰浊扰神，治宜温通心胆，化痰安神。予柴胡加龙骨牡蛎汤加减处方如下：柴胡 10g、黄芩 10g、姜半夏 5g、太子参 10g、甘草 5g、琥珀粉 5g（冲服）、龙骨 30g（先煎）、远志 5g、石菖蒲 5g、茯神 15g、桂枝 10g、白芍 10g、生姜 3 片（自备）、大枣 2 枚。7 剂，嘱日一剂，水煎服。二诊：服用上方其母述其与外界交流明显增多，但仍多静少动，拟处方如下：1）原方的基础上加大温阳药，原先桂枝 5g 改为 10g，黄芩 5g 改为 10g，茯神改为 30g，共 10 剂，嘱其一剂服一天半，嘱中午服人参养荣丸益气安神；2）做药丸：柴胡 10g、黄芩 10g、姜半夏 10g、生晒参 10g、黄芪 15g、甘草 5g、琥珀粉 5g、龙齿 30g、远志 10g、石菖蒲 10g、茯神 30g、桂枝 15g、白芍 15g、生姜 5 片（自备）、大枣 5 枚、礞石 20g、沉香 5g、朱砂 10g，共 14 剂。之后多在网上信息处方，服药后患者精神状态明显好转，能主动与人交流，恢复正常上学，纳眠可，二便调，在上方基础上增加菟丝子、杜仲、淫羊藿、党参、小麦等益气补肾、宁心安神之品。患者年少，本心肾阳虚，气血亏虚，标为精神抑郁，肝郁日久，影响三焦气机，气滞津凝，聚久成痰，蒙蔽神窍。徐灵胎《伤寒论类方》曰："此方能下肝胆之惊痰。"先期以柴胡加龙骨牡蛎汤加减，主以和解少阳，豁痰清热，镇惊安神。少阳枢机得畅，诸症得解，并且加用芍药，含桂枝汤之意，能调和气血阴阳。"心藏脉，脉舍神"，心主神志。肾藏精，在志为恐，并且心肾相交。忧郁日久最能伤神，耗伤心气。故后期多注重益气补血，养心补肾。心气虚者可加用甘麦大枣汤；气血亏虚可加用人参养荣丸；心神不安，惊恐者可加用安神定志丸、小定志丸。

2. 肝郁气滞，痰热扰神型

某，男，32岁，2012年4月21日初诊。自诉近来多愁善感，焦虑胆怯，不愿与人交往，嗜睡梦多，多疑敏感，妄想，工作压力大，智力与工作能力减退，性功能偏低，口干苦不显，纳可，小便量多，大便干结，舌薄黄而腻，脉缓。曾西医诊断为：妄想型精神分裂症，服用奥氮平、舒必利，症状未见改善。此病辨证为肝郁气滞，痰热扰心，治宜疏肝解郁，清热化痰，宁心安神。予柴胡加龙骨牡蛎汤加减如下：柴胡10g，黄芩10g，法半夏10g，茯苓20g，陈皮10g，竹茹10g，枳壳10g，远志10g，桂枝10g，生牡蛎30g（先煎），生龙骨30g（先煎），甘草15g，麦芽30g，生大黄5g（后下），琥珀粉10g（冲服）。共14剂，嘱日一剂，一剂分2次温服。二诊：服上药后，精神转佳，焦虑悲伤减轻，仍在服用西药，舌苔黄腻较前减轻，脉稍滑。上方去麦芽、龙骨，加用大枣10g、小麦30g、石菖蒲10g、龙齿30g（先煎），共10剂。三诊：服上述药后入睡改善明显，大便黏滞，舌稍淡紫苔薄，脉弦。继用上方服用14剂。并嘱其早晚服用六味地黄丸。四诊：患者精神状态渐佳，性格外向乐观，多与人交流，睡眠改善，大便初泄黏腻，后大便成形，舌质稍暗苔薄腻，脉不弦。西药已逐渐减量原来1/4。拟处方如下：1）仍以上方加减服用汤剂，2）做药丸：柴胡10g，黄芩10g，法半夏10g，茯苓20g，陈皮10g，竹茹10g，枳壳10g，远志10g，生牡蛎30g，生龙齿30g，甘草10g，麦芽30g，制大黄5g，琥珀10g，小麦30g，石菖蒲10g，党参15g，黄精20g，生地黄15g，丹参15g，山药15g，山茱萸10g，礞石10g，沉香3g，合欢皮10g，太子参10g，黄连3g，共14剂。服上药后患者各项症状均明显改善，并已停服西药，如正常人生活，并今年喜得1子。患者平素工作压力大，肝郁气滞，日久致痰火扰心，心神不宁，从其舌脉可知。曾师以柴胡加龙骨牡蛎汤化裁，和解枢机，清热化痰，宁心安神，切合病机，辨证准确，临床收到满意效果。曾庆明教授认为，该类痰火证之神志性疾病，可在柴胡加龙骨牡蛎汤的基础上加用温胆汤或黄连温胆汤清热化痰以驱邪达表，能较好地改善患者症状。在疾病后期，主要以正虚为主，恩师予其药丸收尾，扶正祛邪，标本兼顾，缓图其功，故得其良效。

～ 按语 ～

凡少阳郁火扰心兼胆心气郁者，均可用柴胡加龙骨牡蛎汤辨证加减治疗。徐灵胎《伤寒论类方》于柴胡加龙牡汤条下云："此乃正气虚耗，邪已入里，而复外扰三阳，故见症错杂，药亦随症施治，真神化无方者也。"曾庆明教授在临床辨证基础上气郁甚者加用逍遥散，痰浊甚者可加用涤痰汤、礞石滚痰汤；痰热甚者可加用小剂量温胆汤；方中铅丹多有毒，临床多不用，用生铁落、代赭石、磁石替用，疗效不差。在该类疾病后期可以加用补肾健脾、益气补血方药以补虚扶正。"汤者荡也，丸者缓也"，治疗该疾病可采用汤剂和丸剂一起运用，后期完全可以辨证准确后用丸剂、膏方巩固疗效，既可方便患者，经济实惠，临床效果更佳。同时在对待患者要同情、关心、耐性，帮助患者重拾信心和乐观态度，积极面对生活，树立正确的人生和社会价值观，正如《类证治裁·郁证》所说："然以情病者，当以理遣以命安，若不能怡情放怀，至积郁成劳，草木无能为挽矣。"现代研究表明适当正确的心理干预能够提高患者神经系统的活跃度，降低其抑郁症水平，甚至防止抑郁症复发。

周亚滨柴胡加龙骨牡蛎汤治疗
脑卒中后抑郁症经验

名家简介：周亚滨教授为黑龙江省中西医结合学会心血管专业委员会主任委员、博士生导师、龙江学者特聘教授，师从于国医大师张琪。周亚滨教授从事医、教、研工作 30 余年，经验颇丰，辨证精准，在中医药治疗心脑血管疾病方面有着独到的见解，尤其是应用经方柴胡加龙骨牡蛎汤加减诊治脑卒中后抑郁症，能够显著恢复患者的神经功能，缓解抑郁症状，并能够改善患者预后。

一、名家识病

周亚滨教授跟随国医大师张琪教授学习多年，结合自己临床经验，总结出脑卒中后抑郁症患者的病因首推情志。肝脾与情志关系最为密切，而脑卒中后抑郁症患者中风后气血不畅，风痰瘀血闭阻脑脉，情志不舒，遂成郁结，从而产生忧虑抑郁情绪。郁怒最易伤肝，忧思郁结最易犯脾土，肝郁抑脾，脾虚生化乏源，则各脏气血失养，阴阳失调；肝郁化火，热扰神明，则心神不宁、夜寐难安。《金匮要略·脏腑经络先后病脉证》有云："见肝之病，知肝传脾，当先实脾。"周亚滨教授认为，本病的病机为肝郁脾虚，病位在肝脾，又与心胆肾密切相关，因此，从肝脾论治是周亚滨教授治疗脑卒中后抑郁症的切入点和创新点。疏肝健脾为治疗本病的总纲，实证以疏肝清肝健脾为主；虚证则重于补虚安神为主；虚实夹杂者应虚实同治、标本兼顾，随证治之。

二、治疗经验

周亚滨教授根据多年临床经验，深入研习经方又不拘泥于古文，灵活运用柴胡加龙骨牡蛎汤治疗脑卒中后抑郁症，随证应变。柴胡加龙骨牡蛎汤出自《伤寒论·辨太阳病脉证并治》第107条。临床上脑卒中后抑郁症患者多以精神情志症状较为突出，周亚滨教授认为本证以"胸满烦惊"为首要辨证点，"胸满"即为患者常自述胸胁苦满，胸胃脘及胁肋部憋闷伴呼吸不畅、胀满嘈杂；"烦惊"即患者自觉心胸烦闷不舒，喜叹息，情绪不定，时而急躁易怒、时而悲伤欲哭、躁扰不宁，严重者夜寐难安、噩梦连连，甚者谵语，还可表现为浑身繁重乏力，烦闷不舒，肢体活动受限，关节浮肿麻痹、屈伸不利、难以转侧。周亚滨教授认为该方为少阳枢机不利、气郁化热入血扰神而设，具有和解泄热、重镇安神之功。方中小柴胡汤和解少阳、畅达气机，柴胡、黄芩，一散一清，疏肝解郁、疏散少阳之邪；半夏、党参、炙甘草燥湿化痰、益气健脾；龙骨、牡蛎解除狂躁、镇惊安神；因铅丹有毒，现代临床多外用，周亚滨教授认为用药应慎之又慎，故去之；茯苓淡渗利水、健脾宁心安神，同时配伍桂枝、大黄，桂枝辛温，温经通络、祛瘀血于表，改善患者肢体关节屈伸不利活动受限之症；大黄味苦，性寒，喜沉降，能清泄郁热瘀于血分，起祛瘀血于里之功，缓解患者烦躁易怒，紧张焦虑、谵语的临床症状。二者相伍，外除一身之尽重，内平神志烦惊与谵语，共奏清畅人体表里瘀滞之效。周亚滨教授临证时常以此方为基础方进行加减治疗，屡屡取得较好的临床疗效。

三、验案举隅

患者金某，女性，69岁，哈尔滨人，2017年11月30日初诊。既往有"高血压"病史10年余，未规律服用药物，血压控制不佳。就诊1个月前与家人争吵后突发右侧肢体麻木乏力，未予重视，1天后出现右侧肢体活动障碍，遂就诊于当地医院，行头颅MRI示：多发腔隙性脑梗死（左侧基底节区）；老年性脑萎缩。住院进行相关检查并治疗2周后出院，具体不详，在家自行服药，上述症状未见明显减轻，为求中西医结合治疗，遂来我院门诊就诊。患者自发病后觉心情不畅，悲伤失落，时而忧郁、时而急躁易怒，全身乏力，肌肉酸痛不适，右侧肢体活动障碍，心慌，喜叹息，食欲不振，纳谷不香，偶有脘腹胀满不舒，睡眠差，多梦，小便正常，大便干。查体：慢性病容，表情淡漠，反应迟钝，右上肢肢体肌力4级，右下肢肢体肌力4级，左侧肢体肌力正常，舌质红，苔黄腻，脉弦略滑数。汉密尔顿抑郁量表（24项版）评分：24分（重度抑郁）。中医诊断：中风（中经络）、郁证，辨证：痰火扰神。西医予常规治疗，调节血压、改善循环、抗血小板聚集、营养脑细胞及神经，因患者本人拒绝西医抗抑郁药物治疗，故以中药治疗。治以清心安神、祛痰开窍，以柴胡加龙骨牡蛎汤为基础方进行加减治疗。处方：柴胡10g，桂枝10g，白芍20g，半夏10g，黄芩15g，大黄5g，煅龙骨20g，牡蛎20g，茯苓15g，甘松15g，茯神30g，香附30g，枳壳20g，甘草15g。共14剂，每两日一剂，水煎至600mL，每日早晚饭后温服150mL。

2017年12月28日二诊：患者服上方后，自诉大便干明显缓解，食后仍觉腹部胀满不适、排气多，乏力、烦躁、睡眠差等症状较初诊时有所缓解，舌质红，苔薄黄腻。汉密尔顿抑郁量表评分：20分（重度抑郁）。继续予柴胡加龙骨牡蛎汤加减治疗，大黄减量至3g，另加炒山药20g、炒白术30g、党参15g，健脾胃以补气血、濡养四肢肌肉。共20剂，每两日一剂，水煎至600mL，每日早晚饭后温服150mL。

2018年2月8日三诊：患者乏力、腹胀减轻，睡眠差、脾气急躁、忧郁情绪较前缓解，饮食尚可，余症状明显好转，舌质红，苔薄腻，脉弦。汉密尔顿抑郁量表评分：16分（中度抑郁）。前方中加佛手15g，以解郁理气、和胃畅中。共20剂，每两日一剂，水煎至600mL，每日早晚饭后温服150mL。

2018年3月22日四诊：患者右侧肢体乏力症状改善，情绪较前明显好转，其余不适症状均得到缓解，舌质红，苔薄白，脉弦细。汉密尔顿抑郁量表评分：10分（轻度抑郁）。效不更方，共20剂，每两日一剂，水煎至600mL，每日早晚饭后温服150mL。后期患者自述长期煎熬中医汤剂不便，故以上方为基础方加减制成水丸长期服用。

摘自《浙江中医药大学学报》2019年9月第43卷第9期

按 语

　　该案为老年女性患者，病程较长，情绪低落，心情抑郁已久，而自觉心情不畅，悲伤失落，时而忧郁、时而急躁易怒。肝木之气郁滞日久，侮逆乘脾土；脾失健运，生湿化痰，气血生化乏源而出现全身乏力、食欲不振，纳谷不香，偶有脘腹胀满不舒之症；肝郁日久而化火扰神，痰瘀互结，闭阻脑络，可使痰火壅盛，气血上逆，神窍瘀闭，日久脑窍失养、神明失藏而出现心情抑郁、夜寐多梦、反应迟钝、表情呆滞，肌肉酸痛不适，肢体活动障碍等经络不通的表现。周亚滨教授以柴胡加龙骨牡蛎汤为基础方加减，选用柴胡、半夏、黄芩、甘草，取其小柴胡之意，和解少阳胆经之郁滞；煅龙骨、牡蛎、茯苓、甘松、茯神，重镇宁心、解郁安神，改善患者失眠焦虑的症状；香附疏肝解郁；枳壳理气宽中；桂枝合白芍酸甘化阴，合甘草辛甘化阳，共同调和营卫、调节阴阳，配伍大黄既可缓解患者大便干燥症状，又可下瘀血、通经络，改善患者右侧肢体活动受限之症，还可内平神志烦惊与谵语。诸药合用，共奏清心安神、祛痰开窍、泄热定惊之效。周教授治疗脑卒中后抑郁症，临床以"胸满烦惊"为首要辨证点，采用疏肝健脾的治疗原则，运用经方柴胡加龙骨牡蛎汤为基础方临证加减，在治疗过程中并配合心理干预疗法，通过对患者进行积极的心理疏导，调整患者心理和生理状态，使患者心理上积极接受治疗，早日摆脱抑郁状态，目前已取得良好疗效。

名家论治

陈华德针药并施治疗肝郁痰阻型抑郁症经验

名家简介：陈华德教授系浙江中医药大学博士生导师，主任中医师，从事针灸和中医教学、科研、临床工作 34 年，积累了丰富的临床经验。陈华德教授在临床上擅于针药并施治疗肝郁痰阻型抑郁症，认为抑郁症的主要病机为肝郁痰阻，治疗应以"从肝而治、祛痰开郁"为治疗原则，采用针药结合为主、特色针法并施的疗法，临床常获良效。

一、名家识病

陈华德教授认为辨证论治是诊治本病的关键，抑郁症的主要病机为肝郁痰阻，属于中医学"郁证""脏躁""百合病"等范畴。中医认为肝主疏泄，调情志，喜条达而恶抑郁，精神情志的调节与肝密切相关。《灵枢·平人绝谷》云："血脉和利，精神乃居。"肝主疏泄功能正常则气机调畅、气血调和、神明自安，精神情志活动亦正常；若疏泄失常，肝气郁结或亢逆，气血失和，则见精神失常、情志失调或清窍闭塞、神明受扰，日久导致肝气郁结，郁而发病。陈教授认为除肝主疏泄失常、情志不遂外，抑郁症的发病也与痰息息相关。肝主疏泄、调畅气机，气能行水，气畅则水行，气郁则水停，水湿停聚而为痰；肝郁日久化热，热灼津液而为痰。此外，现今人们在生活方式及饮食结构上发生了改变，一些不良的生活习惯如饮食不节，嗜食肥甘厚味、辛辣之品，饮酒不节等导致脾胃损伤，脾失健运，水湿停聚生痰。郁而生痰，因郁发病，此为肝郁痰阻型抑郁症发病之根本。

二、治疗经验

1. 重视体针，调畅情志

在抑郁症的临床诊疗过程中，陈华德教授重视采用体针治疗。《素问·移精变气论》云："毒药治其内，针石治其外。"陈华德教授同时强调准确选穴是治疗疾病的关键。治疗以疏肝健脾、祛湿化痰解郁为选穴原则，辨证取穴，多穴配伍。常以合谷、太冲、肝俞、期门、百会、足三里、三阴交、阴陵泉、丰隆为主穴。合谷、太冲称为"四关"，善治精神、神经类疾病，用之调和气血、疏肝理气；肝俞为肝之背俞穴，期门为肝之募穴，肝俞配期门，俞募配穴协同，可调肝脏之气血，达到疏肝解郁的目的；百会为百脉聚会之处，一穴通则百脉通，为督脉要穴，能调整全身经络、经气，宣畅气机，调节情志，使心情舒畅；足三里是胃经的合穴，具有健脾和胃之功，为健脾要穴；三阴交为足厥阴肝经、足太阴脾经和足少阴肾经的交会穴，能疏肝理气健脾、舒畅情志而治疗抑郁症；丰隆、阴陵泉为祛湿化痰要穴，可化痰解郁。

2. 结合中药，相辅相成

陈华德教授强调肝郁痰阻为抑郁症的基本病机，当以理气疏肝、健脾化痰为治疗原则。故以温胆汤加减，药物组成：茯苓15g、半夏15g、枳实12g、竹茹15g、陈皮12g、炙甘草10g、石菖蒲10g、远志10g。夜寐欠安者，加炒酸枣仁30g、何首乌藤15g；脘腹痞闷者，加紫苏梗20g、麦芽30g；头晕者，加天麻15g、钩藤15g；心神不宁者，加生龙骨10g、生牡蛎15g、龙齿15g；情绪激动、急躁易怒者，加黄连15g、川芎15g、柴胡10g。

3. 特色疗法，增强疗效

陈华德教授特创百会穴长留针疗法。操作方法：将体针沿着督脉循行方向与头皮呈15°快速刺入皮下，当针尖抵达帽状腱膜下层疏松组织时，指下阻力减小，使针体平卧与头皮平行，刺入35mm左右，稍做捻转，使指下有一种既不过于紧涩又不过于松弛的针感，并剪短部分针柄以便长时间留针。该疗法是陈教授在多年临床中独创的一种针法，临床疗效确切，对于临床上多种疾病如耳鸣、颈性眩晕等有良好的疗效。陈华德教授将百会穴长留针疗法应用于抑郁症的治疗，取得了良好的效果；认为百会穴长留针疗法能够静以候气，使气至病所，从而能持久地激发人体经气，长时间维持有效的刺激量，缩短疗程，提高疗效。

三、验案举隅

患者陈某，男，65岁，2016年3月17日以"反复不寐10余年，加重1月"就诊。就诊时患者情绪不稳、精神敏感、心情不佳，10年前因家中突发事故，夜不能寐，入睡困难，反复发作，浑身不适。在某医院诊断为抑郁症，长期服用抗抑郁药物，一直未见明显好转，遂来就诊。患者有多次精神病医院就诊史，血压145/80mmHg，无糖尿病史及药物过敏史。诊见：夜不能寐，情绪不宁，甚则烦躁，头部胀满，胸闷胁胀，悲伤欲哭，咽部不适，脘胀，纳食不佳，小便调，大便不爽。舌淡红、苔白腻，脉沉弦。西医诊断：抑郁症。中医诊断：郁证（肝郁痰阻型）。取穴：合谷、太冲、肝俞、期门、百会、足三里、三阴交、阴陵泉、丰隆，加内关、印堂。双侧取穴，其中太冲穴行泻法，足三里和三阴交穴行补法；百会穴行长留针疗法操作，余穴均行平补平泻法。体针治疗结束后，施行百会穴长留针疗法，嘱患者临睡前取针，若无不适，可留针至第2天晚上。方药：茯苓15g、半夏15g、枳实12g、竹茹15g、陈皮12g、炙甘草10g、石菖蒲10g、远志10g、炒酸枣仁30g、何首乌藤30g、川芎15g。7剂，每日1剂，水煎分2次服用。患者诊疗1次后，感觉神清气爽，浑身轻松。10次为1个疗程，4个疗程后患者自述情绪得到控制，睡眠明显改善，能入睡。守上方，继续施体针及百会穴长留针疗法治疗1个疗程，1月后随访，患者病情稳定未复发，嘱患者保持平和心态，发现异常及时到医院就诊。

本例患者属肝郁痰阻型。患者因家中突变，遂情志不调，肝气郁滞，肝郁日久故情绪不宁，胸闷胀满甚则悲伤欲哭。体针取合谷、太冲、肝俞、期门、百会穴，以疏肝行气、解郁安神。肝郁日久，损及脾胃，脾失健运，湿浊内生成痰，阻滞气机，则见咽部不适，纳食不佳，大便不爽。取足三里、三阴交、阴陵泉、丰隆穴以健脾祛湿、行气化痰，佐以内关、印堂穴调整睡眠，定心除烦；再施行百会穴长留针疗法，增强行气解郁疏肝之功；配合温胆汤加减，化湿祛痰、疏肝解郁、宁神健脾。陈教授细心诊察，抓住患者家中变故致肝郁日久的病因，从肝而治，祛痰开郁，探寻疾病的本质，取疏肝解郁、健脾安神之穴，行百会穴长留针疗法，配合中药相辅相成，达到内外兼顾、治病求本的目的。陈华德教授多年诊病，探病情之微，以小见大，形成了以针药结合、百会穴长留针为特色的诊疗方案，取得了良好的临床效果。

摘自《甘肃中医药大学学报》2017 年 4 月第 34 卷 2 期

❧ 按 语 ❧

针灸作为一种很有潜力的治疗抑郁症方法，疗效确切，不良反应少，优势也较明显。相关实验研究表明，针刺可通过降低 5- 羟色胺（5-HT）代谢、提高颅内特定脑区 5-HT 含量和改善 5-HT 神经元活性而调整抑郁状态。陈华德教授抓住当下抑郁症发病多因肝郁痰阻的特点，根据肝主疏泄、调畅情志的理论，提出从肝而治、祛痰开郁的治疗总则，所采用的针药并施、特色针法结合的治疗方案，具有疗效稳定、绿色安全、愈后不易复发等特点。笔者认为陈华德教授针药并施治疗抑郁症的疗法适用于因故不能服药的患者，尤其以年老体弱的抑郁症患者为宜，值得临床推广和借鉴。

刘晓琴从心论治治疗抑郁症
临床经验总结

名医简介： 刘晓琴，主任医师，第一、二批甘肃省市级中医药师承教育工作指导老师，现任门诊部副主任，甘肃省中医药学会委员。从事中医内科和针灸临床工作 30 余年，临床经验丰富，效果显著。

一、名家识病

刘晓琴老师认为，抑郁症的发病与心功能失调密切相关。《素问·灵兰秘典论》曰："心者，君主之官也，神明出焉。"心是君主之官，主神明，虽五脏各有所藏之神（神、魂、魄、意、志），但统归于心。"主明则下安""主不明则十二官危"，强调了以心为主导的五脏整体观。人的精神意识、智慧和思维活动，虽分属五脏，但主要由心主持。心的气血阴阳充沛协调，心藏神功能正常，才能调节机体与周围环境的关系，维持正常的精神意识、智慧和思维活动，表现为精力充沛、思维敏捷，以及各脏腑生理活动协调。反之，心藏神功能失常，则表现为精神萎靡不振、思维迟钝或健忘失眠，以及机体脏腑功能失调。

因此，刘晓琴老师认为，抑郁症的病因病机主要为情志不畅，气机郁结，脏腑气血阴阳不和；病位虽涉及五脏，但最终累及心。由于心主神明，五志过极均可损伤心神，导致心神失常，出现神情抑郁、精神萎靡、思维迟缓、健忘失眠等症状；又因心主血脉，为气血运行之动力，心的生理功能失常会导致其他脏腑功能失调；反之，其他脏腑功能失调又会引起心的功能失常，出现心阴不足、心脾两虚、心肾不交及心胆气虚等证候。

二、治疗经验

1. 从心论治

关于本病的治疗，刘晓琴老师主张从心论治，以养心安神为主，配合滋补心阴、补益心脾、交通心肾及补心胆之气之法，分别选用天王补心丹、归脾汤、酸枣仁汤合交泰丸及安神定志丸加减。

若出现精神抑郁、心悸、失眠、健忘、梦遗、手足心热、口舌生疮、便秘、舌红少苔、脉细数等心阴不足症状，采用天王补心丹以滋补心阴、养心安神。药物组成：柏子仁、天冬、麦冬、酸枣仁、生地黄、当归、党参、玄参、丹参、远志、茯神、五味子、柴胡、郁金、生龙骨等。方中生地黄滋阴补肾，养血润燥；玄参、天冬、麦冬清热养阴；丹参、当归调养心血；党参益气；酸枣仁、茯神、生龙骨镇静安神；五味子敛心气，安心神；柏子仁、远志养心安神；柴胡、郁金疏肝理气。

若出现精神抑郁、多思善虑、心悸怔忡、失眠多梦、头昏、健忘、面色萎黄、神疲乏力、气短、自汗、四肢酸软、便溏或便秘，女性见月经不调、经量多、色淡，舌淡体胖、苔薄白、脉弦细等心脾两虚症状，选用归脾汤以补益心脾、养心安神。药物组成：炙黄芪、炒白术、党参、当归、茯神、木香、龙眼肉、酸枣仁、远志、柴胡、郁金、夜交藤、合欢皮、炙甘草等。大便溏泄明显者，去当归，改为丹参；兼心烦气躁者，可加黄芩、栀子清心除烦。方中党参、炙黄芪、炒白术、炙甘草甘温之品补脾益气以生血，使气旺而血生；当归、龙眼肉甘温补血养心；茯神、酸枣仁、远志、夜交藤、合欢皮宁心安神；柴胡、木香、郁金疏肝理气。

若出现精神抑郁、心烦急躁、失眠多梦、头晕耳鸣、心悸胆怯、阳痿早泄、月经失调、潮热盗汗、咽干口燥、腰膝酸软、舌质红、苔薄黄少津、脉细数等心肾不交症状，选用酸枣仁汤合交泰丸以交通心肾、宁心安神。药物组成：酸枣仁、知母、川芎、茯神、生甘草、黄连、肉桂、炒栀子、远志、麦冬、五味子、生龙骨、紫石英、夜交藤等。若热象偏重，黄连量重于肉桂；寒象偏重，则肉桂量重于黄连。方中酸枣仁养血补肝，宁心安神；茯神宁心安神；知母滋阴清热；川芎调气疏肝；生甘草清热和中；黄连清心泻火以制偏亢之心阳；肉桂温补下元以扶不足之肾阳，心火不炽则心阳自能下降，肾阳得扶则肾水上承自有动力，水火既济，夜寐不宁等症状便可自除；炒栀子清热除烦；远志既能安神定志，又能清心化痰；麦冬、五味子滋阴养血；生龙骨、紫石英以重镇安神；夜交藤宁心安神。

若出现抑郁心烦、胆怯心悸、易惊善恐、气短自汗、胸闷、梦魇易醒、舌质正常或舌淡体胖、脉沉细等心胆气虚症状，选方安神定志丸加减以补心胆之气。药用：党参、茯神、石菖蒲、生龙骨、柴胡、酸枣仁、川芎、紫石英、郁金、夜交藤等。气短乏力明显者，以人参易党参，加黄芪加重补气之力；兼有血虚者，加当归、丹参、熟地黄以养血。

2. 合理使用解郁药物

刘晓琴老师认为抑郁症一般病程较长，主张用药不宜峻猛，宜轻灵，苦辛凉润宣通。治疗实证时，注意理气不耗气，活血不破血，清热不败胃，祛痰不伤正；治疗虚证时，注意补益心脾而不过燥，滋养肝肾而不过腻。

刘晓琴老师同时重视疏肝解郁药的运用，主张忌刚用柔，防香燥伤阴，不同证候选用不同的疏肝解郁药物，如玫瑰花、代代花、凌霄花、厚朴花、合欢花、白梅花等。花类药物气味芳香，具有疏肝行气之功效，使人欣快、愉悦，理气而不辛燥，不伤阴血，和血而不破血，为缓和的理气药，尤其适用于阴虚患者，可避免其他理气药过于辛燥而耗伤阴液；心脾两虚及心胆气虚者，加偏温性的石菖蒲、郁金以醒脑开窍，疏肝解郁；血虚明显者，加血中气药川芎以行气活血；痰湿者，加苏子、厚朴以降气化痰；痰热明显者，加荷梗以清热化痰理气。

3. 针灸治疗

刘晓琴老师认为脑为神之所在，百病之始，凡刺之法，必先调神。在抑郁症发作时，可根据患者具体病情选用适当的穴位以醒脑开窍、通调脏腑、疏通经络、宁心安神。穴位取内关、人中、三阴交、上星透百会、印堂、极泉、尺泽、曲池、神门、合谷、后溪、委中、阳陵泉、昆仑等。每日 1 次，每次留针 30 分钟。

摘自《中国民间疗法》2017 年 8 月第 25 卷第 8 期

∽ 按 语 ∽

抑郁症属于中医学"郁证""脏躁""百合病"等范畴，主要由于肝气旺盛，或体质素弱，复加情志所伤引起气机郁滞，肝失疏泄；早期以肝郁气滞为主症，逐渐发展为脾失健运，心失所养，脏腑气血阴阳失调而致郁证。

刘晓琴老师认为，神是人体生命活动的主宰及其外在总体表现，是人的思维、精神、意识状态和认知能力的总称，即泛指人的"精神"。抑郁症发病基本病机为神明失用，与心、脾、肾密切相关。抑郁症为神志疾病，其病位在心、脑。刘晓琴老师重视从心论治抑郁症，在治疗方法上，辨证论治，养心安神，佐以疏肝，标本兼治，灵活用药，必要时可配合针灸治疗，同时注重情志调护，学术特色鲜明，疗效显著。

孙云廷"五联疗法"治疗抑郁症临床经验

名家简介：孙云廷，男，1969年12月出生，山东昌邑人，主任医师。中华中医药学会针刀临床分会委员；浙江省针灸学会临床分会委员；浙江省执业医师资格考试考官。自1995年至今一直从事中医针灸的临床教学和科研工作。曾被评为杭州市卫生先进工作者并获得市政府嘉奖；2006年获得浙江省传统医药技能大赛优胜奖，卫生厅授予"全省卫生系统技术能手"；滨州医学院教学研究论文3等奖1项；2011年获得杭州市中医适宜技术大比武一等奖。先后主持课题6项，发表学术论文70余篇。获得市级自然科学成果三等奖6项。擅长针药并用治疗疑难杂症，注重针灸经典理论的研究和应用，在临床上敢于创新，对经筋皮部理论在疼痛性疾病的临床治疗中的应用有独到的见解；崇尚传统中医文化，对古典针灸理论知识注重去伪存真，古为今用。

一、名家识病

抑郁症属于中医学"郁证"范畴，是一种病因及机制复杂的心境障碍性疾病，主要表现为心情低落，情绪不宁，意识活动减退，睡眠障碍，食欲下降等，严重者有自杀倾向，给患者家庭带来极大痛苦。随着现代社会的竞争和精神压力的增大，近年来抑郁症的发病率逐年升高，世界卫生组织预计，到2020年抑郁症将跃至全球第二大疾病。因此，如何有效治疗抑郁症将是医学界面临的重大问题。孙云廷老师从事针灸临床、科研20余年，对针灸治疗抑郁症有独到见解。

历代医家认为郁证主要是由情志所伤引起，《古今医统大全·郁证门》：

"郁为七情不舒，遂成郁结，既郁之久，变病多端。"《类证治裁·郁证》："七情内起之郁，始而伤气，继必及血，终乃成劳。"结合历代医家的经验及现代社会的压力，孙云廷老师认为气滞血瘀是郁证发生的主要病理基础，或情志过及或素体虚弱复加精神刺激，均可导致肝失疏泄，气机郁结，脉络瘀阻。他还认为郁证病位主要在心脑，神被抑制是郁证发生的根本原因，神是一切生理活动和心理活动的主宰，人体脏腑功能的协调以及情志活动的调畅等都依赖于神的调控；心是藏神之脏，主管人的精神、意识、情志等心理活动的功能；脑为"元神之府"，主宰人的精神意识；所以情志过及，气滞血瘀，伤及心脑，就会引起神的损伤；神受抑制，精神思维出现异常，最终导致抑郁症等精神疾病的发生。基于以上对郁证病机的理解，孙云廷老师总结出醒神开窍解郁、行气活血祛瘀的诊治原则。

二、治疗经验

1. 强调醒神开窍解郁，行气活血祛瘀

结合抑郁症神伤为本质，心脑为主要病位，气滞血瘀为病理基础，孙云廷老师遵循醒神开窍解郁、行气活血祛瘀的治疗原则，常选用四神聪、百会、内关、神门、合谷、太冲穴，其中四神聪为经外奇穴，位于颠顶百会之四周，前后两穴位于督脉（督脉入属于脑），左右两穴靠近膀胱经（膀胱经从巅入络脑），针刺四神聪能补益元气、益脑安神；百会穴为百脉之会，归属督脉，止之于脑，肝经至此"从巅入络脑"，故有疏肝解郁、醒脑开窍的功效；内关为手厥阴心包经之络穴，通于阴维脉，具有宁心安神、宽胸理气的作用，研究表明内关穴可以有效治疗抑郁症，且与增加血清及海马脑源性神经生长因子、环核腺苷有关；神门，顾名思义为神出入的门户，为手少阴心经之原穴，具有安定心神、补益心气的功效，"五脏有疾当取十二原"，故为治疗精神神志疾病的要穴。以上四穴相配，心脑并治，共奏醒神开窍解郁之效。合谷、太冲合为四关，合谷作为阳经原穴主调气，太冲作为阴经原穴主调血，两穴相配，气血同调，起到行气活血祛瘀之功。此外，《灵枢·根结》："用针之要，在于知调阴与阳。"孙云廷

老师认为阴阳平衡是疾病治愈的关键，故在针刺主穴的基础上，合四诊进行辨证配穴，若肝郁化火者可加行间、侠溪；痰热上扰者加丰隆、侠溪；脾气亏虚者加足三里、三阴交；心脾两虚者加心俞、脾俞穴。

2. 注重调神

遵循《素问·宝命全形论》"凡刺之法，必先本于神"及《灵枢·官能》"用针之要，无忘其神"，孙云廷老师在临证中重视调神，强调"形神合一"。一调医者之神，他认为医者望闻问切应"神安意专"，如此可详悉患者之病情，并让患者对医者产生信任感，更加放松心情；同时医者施针时应"凝神进针，心无旁骛"，这样方能运气于指，静心感受患者气血运行情况，取得较好的疗效。二调病患之神，他认为神伤为抑郁症发病的根本原因，心脑是与神最为密切相关的脏腑，故临证常选四神聪、百会、内关、神门为主穴进行针刺，其中四神聪、百会主治脑神，内关、神门专调心神，如此则心脑并治，神怡意顺；同时施针后还应让患者调摄呼吸、体会针感，达到"守神"的目的。正如《仙学真诠》："文子曰，太上养神，其次养形，神清气平，百节皆宁。"

3. 善用子午流注取穴

《灵枢·九针十二原》记载："知其往来，要与之期。"《素问·八正神明论》提到："月生无泻，月满无补，月郭空无治，是谓得时而调之。"均提示按时取穴的重要性。子午流注针法是以五腧穴配合阴阳五行、干支配合脏腑为基础，推算每天气血运行盛衰与经穴开合，按时取穴的一种针灸治疗方法，包括纳甲法和纳子法。孙云廷老师临床强调时间因素对针灸效应的影响，灵活运用子午流注取穴。若疾病每日定时发病，他认为运用纳子法疗效佳，根据发病当时某经当值取穴；若疾病发病无明显时间规律，一般采用徐凤纳干法逐日开穴规律先取当时要开之穴，若遇到阳日阴时或阴日阳时不开穴，则通过合日互用原则、单玉堂"142530"反克取穴法进行推算取穴，他认为虽然有时所开穴位与疾病不完全相关，但结合辨证取穴仍能取得较好的治疗效果；对于一些难治或是常规治疗无效的疑难病例，他主张"穴证相符，按穴取时"更易取得良效，这符合"某病宜针灸某经某穴，某日某时其穴开时针之"的原则。抑郁症既可作为发病无时之疾病，又可作为疑难杂症，其中症状较重或按发病无时治疗无效的抑郁症需按疑难病例采用"穴、证、时"相符的原则治疗，即根据患者病情选择主要穴位推算好开穴时间"约期而治"；症状较轻的抑郁症应按发病无时之治疗，子午流注取穴一般采用纳干法，若遇到所开之穴"穴证不符"时，则以子午流注开穴为辅，辨证取穴为主治疗，临床灵活运用，毫不拘泥。他率领的课题组曾用子午流注纳干法取穴有效治疗卒中后抑郁症 31例，疗效确切。

4. 巧用十三鬼穴

《千金翼方》："百邪所病者，针有十三穴。"即十三鬼穴，为古代治疗精神类疾病要穴。孙云廷老师临床治疗抑郁症往往只取十三鬼穴中的 2~5穴，他认为"十三穴未必须并针，取两穴足以，最多不超过五穴"，更不允许十三穴同时针刺。在临证中，常常先取鬼宫水沟穴，后取鬼心大陵穴，采用 0.25mm×25mm 针灸针进针 0.3~0.5cm，予以毫针泻法强刺激后不留针，且男先针左女先针右。大陵为手厥阴心包经原穴，根据抑郁症病位在心，心包作为心之外围替心受邪，泻大陵可通过清心包、安心神及醒神志等作用驱邪外出；水沟穴虽为阳脉之海督脉上穴，但身居人体阴面，故有调整人体阴阳之效，故针刺人中可醒神开窍，两穴并用，疗效明显。

5. 妙用四神聪

《太平圣惠方》："神聪四穴，理头风目眩，狂乱疯痫，针入三分。"指出四神聪可用于治疗精神神志病。现代研究也证明针刺四神聪能增加脑血流量，调节中枢神经系统功能；也有研究认为针刺四神聪可通过改善睡眠来治疗抑郁障碍。孙云廷老师治疗抑郁症喜用四神聪，其妙用四神聪体现在以下 3 方面，其一，四神聪针向百会，一般采用 0.25mm×40mm 针灸针从神聪四穴分别向百会平刺包绕百会穴，他认为这样在刺激四神聪的同时协同刺激百会穴，可增强四神聪安神宁志的作用，起到一穴多效、一针数功的作用；其二，深刺四神聪，结合刘玉丽、尹韬等研究证明深刺优于浅刺，孙云廷老师认为针刺深度和针刺效应在一定程度上成正比，所以临证针刺四神聪的深度一般在 2~3cm，此时患者头皮处往往有明显的胀、紧感；其三，四神聪久留针，结合实验研究长留针有效治疗郁证、眩晕等症及《素问·离合真邪》中"静以久留"，临床治疗抑郁症时根据患者的病情轻重予四神聪留针 6~24 小时，他认为四神聪长时间留针可通过对人体产生维持的刺激量来保持良好的刺激状态，更有利于经气的激发，从而提高了四神聪治疗抑郁症的疗效。

6. 配合音乐疗法和心理疏导

音乐疗法作为临床心理干预的一种手段越来越受到重视。研究表明音乐可刺激大脑释放乙酰胆碱、去甲肾上腺素等神经递质，从而消除人的紧张情绪，并提高对外界的应激能力。孙云廷老师临床喜用音乐疗法，且根据"五音内动五脏"，"宫动脾、商动肺、角动肝、徵动心、羽动肾"进行辨证选曲，曲目参考郝万山推荐的中医五行音乐光盘，他认为治疗过程中配合旋律优美的乐曲可以令患者放松心情，释放压抑的情绪，调畅气机，达到身心平和。此外，他也通过倾听、安抚、鼓励等方式对患者进行心理疏导。在诊病过程中，在时间允许的情况下，尽量让患者进行充分的病情描述。患者描述与病情无关的琐事时，他也很少制止打断，常在合适的时机穿插给予解释和疏导，并加以安慰。他认为，抑郁症患者的诊疗过程要尽可能地保持心情舒畅和精神放松。

三、验案举隅

患者，女，38 岁，2016 年 3 月 5 日 15 时初诊。患者 1 年前离异后出现抑郁症状，进行性加重，伴有入睡困难，多梦，常因梦到悲伤的事哭醒，其间曾不规律服用过安定片，睡眠无明显改善，逐渐对以往的爱好失去兴趣，甚至不愿意出门，常感胸中郁结，善叹息，心慌易受惊吓，胃纳差，近 1 年体重下降 10kg。舌淡边有齿痕，苔薄白，脉细弱。汉密尔顿抑郁量表评分为 33 分。中医诊断为郁证，属心脾两虚型。当时为丙日申时，阳日阳时，按纳干法先开小肠经井穴少泽，采用毫针平补平泻，接着以毫针泻法先后强刺激水沟、大陵穴，然后以平补平泻法针取主穴四神聪、百会、内关、神门、合谷、太冲，最后结合四诊合参辨证取足三里、三阴交、心俞为配穴，并予提插补法，水沟、大陵不留针，四神聪留针 12 小时，其余留针 30 分钟，每隔 10 分钟行针 1 次，每日治疗 1 次，留针期间同时予耳机循环播放《平湖秋月》，每日治疗前后均耐心开导鼓励患者。2016 年 3 月 20 日主诉心情较前改善，入睡较前容易，梦中哭醒的次数明显减少，胃纳较前增加，但仍感胸中郁结，叹息后方缓，加用肝俞穴毫针提插泻法。2016 年 4 月 5 日，患者睡眠、饮食、胸中郁结等症均较前改善明显，汉密尔顿抑郁量表评分为 21 分。继续前方治疗至 4 月 30 日，患者诉心情明显转佳，诸症明显转轻，体重增加 2.5kg。2016 年 5 月 23 日，汉密尔顿抑郁量表评分为 7 分，已属正常。

摘自《上海针灸杂志》2017 年 8 月第 36 卷第 8 期

～ 按 语 ～

上述病案为思虑过度，心脾两虚，心失所养，神失所藏，脑神被抑所致。子午流注纳干法是根据一日十二时辰气血盛衰的周期变化规律循经取穴的方法，人体气血的运行与自然界的周期变化规律密切相关，少泽穴为纳干法当日当时所开之穴，徐灵胎说："五脏之病与四时之气相应，故刺穴亦当从时。"若针灸取穴与时相应，则疗效提高。水沟、大陵分别是十三鬼穴中的鬼宫和鬼心，《备急千金要方》中提到精神类疾病皆可取鬼宫、鬼心，且疗效如神。四神聪、百会穴同居颠顶，四神聪透刺百会穴能集结涣散之神，有引神归原的功效。内关为心包经之络穴，神门为心经之原穴，两穴共用，起到补益心气、宁心安神的作用。太冲为肝经之原穴，可以疏肝行气，配上合谷开四关，行气活血，调整阴阳。足三里为胃的下合穴，为强壮要穴，有补脾健胃、益气生血的作用。三阴交为肝脾肾三经交会穴，可宁心调血。心俞穴为心之背俞穴，可泄心经之热，配合足三里、三阴交等可改善抑郁症患者睡眠障碍。肝俞穴为肝之背俞穴，配合四关可增强疏肝行气的作用。患者心脾两虚，可选宫、徵乐，故选宫调式乐《平湖秋月》。诸穴配合音乐心理疏导，则气血和顺，阴平阳秘，精神乃治。

　　抑郁症作为一种越来越常见的心理障碍性疾患，目前已成为世界第4大疾病，其高患病率、低治愈率、高复发率严重影响患者的健康、生活及工作。该病病因复杂，被认为是遗传、生物化学、免疫系统、生物节律变化、社会文化及心理因素等多种因素共同作用的结果。临床对抑郁症的治疗常采用三环类抗抑郁药、单胺氧化酶抑制剂、5-HT再摄取抑制剂等，副反应大且易反复。大量临床研究证实针灸治疗抑郁症疗效显著，且安全无副反应，已被广大患者所认可。孙云廷老师医术精湛，在抑郁症治疗方面积累了丰富的临床经验，有效率达90%以上，临证遵循醒神开窍解郁、行气活血祛瘀治则，强调调神、按时取穴的重要性，结合四神聪及十三鬼穴的巧妙运用，配合音乐及心理疏导，形成一套独特有效的五联疗法，临床运用时屡见奇效，值得借鉴。

张天文运用"相火"理论
治疗抑郁症学术经验

名家简介：张天文教授，大连市中医医院脑病科原主任，辽宁省名医，硕士研究生导师，第四批全国名老中医学术继承人之一，从医近50年，学验俱丰。

一、名家识病

1. 相火旺衰为病理，五脏藏神生抑郁

抑郁症不是中医诊断病名，属中医学"郁症""百合病""梅核气"等病范畴，从现代教材来看多从气来论治，从气滞，气郁，痰气交阻，气郁化火等病机进行辨证论治，也有从痰湿，瘀血来解读病理病机，但都不能完全切中病机。张天文教授认为，相火才是解读抑郁症的关键，相火和君火共同发挥着温养脏腑的功用。相火根于肾，发于三焦经、心包经、肝经、胆经，也就是说，从肾中发出的相火经过三焦经、心包经、肝经、胆经的布散，流经全身并协同君火发挥着温养脏腑功能。相火辅助君火，相火过旺，臣代君行事，五脏藏神不安；相火过衰则君火无相火辅佐，君火必不久，神必不安。因此相火旺衰直接影响的是五脏所藏之神，进而产生各种神志的改变，是抑郁症的病变机制。肾封藏失司，相火流窜，或七情过激，导致相火过旺，或相火之根肾中真阳衰，或寒痰瘀滞阻，导致相火衰弱。

张天文教授推崇朱丹溪相火论。其相火论有两种含义：一是指正常的阳气之动，人有此生，亦恒于动，其所以恒于动，皆相火之为也。而且这

种阳气之动即相火。天人感应，在于天，泛指生阳之气，或六气之火，在于人，含有生气之原的意思，是脏腑之本，经脉之根，呼吸之门，三焦之原；一是指五志妄动，成为邪火，即思想为物欲所感，五志化火。朱丹溪指出：火起于妄，变化莫测，无时不有，煎熬真阴，阴虚则病，阴绝则死。这种相火，是阴虚火旺的邪火—元气之贼，即后世所谓的龙雷之火。一词二义，一言正，一言邪，统称相火。导致抑郁症的恰是元气之贼，朱丹溪只论其一，而相火衰则是导致抑郁症的另一原因。

导致抑郁症的主要原因是相火妄动、妄行，扰动了五脏所藏之神。在《内经》中提到五脏藏神和五志"五脏所藏：心藏神，肺藏魄，肝藏魂，脾藏意，肾藏志。在志为怒。心在志为喜。脾在志为思。肺在志为忧。肾在志为恐。"五志过度，皆可激化相火，相火化邪火，邪火为妄，流窜周流，扰心神，则心神不宁，扰肺魄，则落魄失意，扰肝魂，则魂不守舍，不寐，扰脾意，则思虑反复，扰肾志，则疲惫健忘。种种表现，皆是抑郁症的临床症状。若相火虚衰，无以协君火，无以输布元气，此时五脏之神没有相火之助，五脏藏神皆低落不起，甚至发为李东垣所论之阴火。有的学者提出：相火不足，心肾不交，心神失养则造成"任物"功能受损，对外界事物及刺激的评价异常而出现兴趣丧失、无愉快感；相火寄于肝，使肝有疏泄功能，不足则肝气不利，出现反应不敏捷，精神运动性迟滞，若郁而化火，则会出现激越症状。相火不足影响了肾、心、肝脏的功能，脏腑功能的异常影响了情志的发生和表达，与抑郁症的发生有密切关系。

2. 相火最易夹风邪，风火为患扰神癫

相火源于肾，经三焦元气之使周流脏腑，三焦本属少阳，和心包经，胆经交接，因此三焦相火，必循经流向足少阳胆经、手厥阴心包经，又因少阳、厥阴皆属五行木气，最易化内风，本以相火生之气，以推动五脏六腑功用，一旦相火为七情所激，相火化邪，则会夹风而动，相火夹风邪，会因风火耗灼阴血津液，正如《医宗金鉴》所云："邪哭，谓心伤之人无故而哭也。邪哭则使人魂魄不安，心之血气少也。血气少而心虚，则令人畏，合目欲眠则梦远行，此是精神离散，魂魄妄行也。心之血阴也，阴过衰则阳盛，阳盛则为病狂也；心之气阳也，阳过衰则阴盛，阴盛则病癫

也。"临床常见患者：错语，失眠，健忘，自觉阵阵发热，出汗，自觉皮肤如被火烤，手颤，头颤，口干舌燥，大便干硬等。诚如《素问·六微旨大论》："少阳之上，火气治之，中见厥阴"，标本中气学说更进一步印证了相火易夹风的病理机制。

3. 相火化邪生痰瘀，神不守舍病难愈

七情过激，会导致相火化邪，或夹风，是抑郁症生成痰瘀的根本原因。痰瘀是病理产物，有其产生的机制，在相火为邪时，营血阴液被邪火所煎熬，致营血阴液减少，使津液营血变黏稠，从而变成痰瘀病理。另一原因则是相火虚衰，元气不布，水气不化，水液聚而生痰饮，相火无力，脏腑功能低下，气血运行不利，易生瘀血。此相火两端，皆有生痰瘀的机制。痰瘀在脏腑血脉中，五脏之藏神难以正常居于五脏之中，五脏之神或欲离其舍，则人的精神情志，自我感受，语言思维出现异于常人的表现。抑郁症的另一病理机制就形成了。马永琦通过文献研究和临床观察，探讨从痰瘀互结辨治抑郁症的理论依据及辨治证、法、方、药，认为痰瘀互结是抑郁症一重要病因病机，从痰瘀辨治有着深厚的理论基础，化痰逐瘀是抑郁症重要治法，且疗效显著。有学者整理邹伟教授治疗抑郁症经验认为：肝气郁滞是本病的诱发因素，痰郁闭窍是其重要的病理机制，痰郁日久可产生各种变证：痰热内扰、痰凝阳虚、痰阻气虚、痰阻阴虚、痰瘀互结，但痰郁始终贯穿其中。治疗当以化痰为纲、辨证加减为原则，重用化痰药。相火之旺衰皆可导致营血津液化生痰瘀，导致五脏神不能守，病情缠绵难愈，病程迁延。张天文教授每于诊疗抑郁症时，四诊合参，抓住相火这一核心因素，并兼化痰湿或活血化瘀，标本兼治。

二、治疗经验

1. 相火为常化元气，元气收藏

在抑郁症治疗方面，张天文教授认为虽相火为主要病机，夹风、夹痰瘀为主要病理，但在治疗方面要本着一个原则，虽然相火化邪为病，也

不能用单纯以苦寒方药来泻之，因为三焦相火从肾中而来，亦为元气所化，故须把化邪之相火转化为元气，并在肾中封藏，以备生生不息的正相火所用。治疗以滋阴降火，清滋潜收，化痰化瘀，养心安神，补肝安魂，补肾定志，补肺定魄，补脾和意为原则。抓住主要矛盾，兼证要兼顾，使邪火清，元气存，五脏神安，五脏之神发挥正常功能。因相火化邪有其特殊性，不似实火需尽快清理，而要有步骤地边清，边收藏，最后达到邪火清，神渐安，根据患者病情，逐渐把西药减量。在选方上，张天文教授喜用小柴胡汤、二陈汤、逍遥散、安魂汤等加减或者合方使用。在用药方面，少用苦寒药，多以柴胡、枳壳透达三焦，并兼清散邪火。栀子、霜桑叶轻清，最宜散火。柏子仁清降心火，润肝润肾。生地、白芍养血滋阴。龙骨、牡蛎、赭石重镇安神定惊。菟丝子、女贞子、五味子敛收相火于肾，以化元气。若相火虚衰，则以桂枝、肉苁蓉、制附子从极小量使用，少火以生气。原则是使旺的相火边清，边滋，边收敛于肾中化元气，为五脏所用。若相火衰弱，则以少火生气之法补肾气，助三焦相火缓缓滋生。

2. 五脏俞穴和五俞穴配合，安五脏神，金水相生，火清神宁

作为针灸大家和脑病专家，张天文教授根据相火致抑郁症的病理和病机，运用中医的脏腑-经络-俞穴理论，认为五脏的背俞穴通于五脏，具有调五脏气血，安五脏神的功用。若相火化邪，则需清火，降火，在经络中肺经属金，有收降作用，肾经属水，有收藏作用，三焦是相火、水液通道，胆经和心包经与三焦经交接，所以取肺经上水属性五输穴—尺泽，肾经上金属性五输穴—复溜，二者配合，金水相生，恰可以滋阴降火，再取肾经原穴—太溪，以收藏三焦之火。取三焦经水属性五输穴—液门，以清三焦火，补三焦水气。取心包经络穴—内关，以平衡相表里的三焦经的火。取胆经侠溪，清胆经之余火。三焦火衰的患者则宜温肾阳，补元阳之根。取肾的背俞穴—肾俞穴，补肾气。灸法取阳池、关元、中脘、命门，以温阳通络，补阳助三焦相火。五输穴取足三阴经火属性和土属性五输穴，脾经的大都、太白，肝经的行间、太冲，肾经的然谷、太溪穴。从相火旺、衰两端治疗。配合方药，针药并举，临床效果显著。有的学者用五行针灸治疗抑郁症，运用原穴、五输穴、灸法等治疗抑郁症，结果五行

针灸治疗抑郁症疗效优于西药治疗，是治疗抑郁症的有效方法。抑郁症中最常见的失眠问题，有的学者针刺五脏俞穴对大鼠失眠单胺类神经递质的影响试验，结论：针刺五脏俞穴对失眠大鼠单氨类神经递质紊乱的影响显著，针刺五脏俞是治疗失眠症的一种有效方法。有的学者运用五输穴治疗精神类疾病，针刺五输穴疏通经气，调节阴阳，畅通气血，加强气化功能，解除元神受扰而达到治疗精神类疾病。佐证张天文教授针灸治疗抑郁症，以阴阳五行及经络、俞穴理论，符合中医辨证施治准则，符合临床实践验证。

摘自《中国医药指南》2018 年 5 月第 1613 期

⌘ 按 语 ⌘

张天文教授运用五脏神失守和相火理论解读抑郁症病理、病机，治疗抑郁症。张天文教授认为其病机的关键是五脏所藏的神不守，病理因素为相火，相火之盛衰皆会扰乱五脏藏神，相火盛则流窜于少阳或厥阴为病，相火衰则神魂失守失养。相火又易夹风，炼液为痰瘀，病症缠绵变化。相火的盛衰又和肾的封藏功能有关。提出实火宜清，宜散，宜养阴养血；虚火宜补，宜温，无论相火虚实皆宜收藏。依据临床经验提出：滋阴降火、清滋潜收、化痰化瘀、养心安神、补肝安魂、补肾定志、补肺定魄、补脾和意。针药并举，以恢复相火本来功能，即促进脏腑正常运行，收相火为我所用而化元气。

根据张天文教授临床治疗抑郁症的经验，从相火化邪为主要辨证思想，相火旺和衰要辨证清晰，夹风走窜不可忽视，痰瘀病理要兼治，相火化元气是最终治疗目标，组方用药要清灵，君臣佐使要分明，加减定要随证施，针灸并举提高疗效。要想对病有好的疗效，必以学术上的透彻理解，最终形成医者自己的医疗和学术风格。

沈强"四诊合参"治疗抑郁症经验

名家简介：沈强，男，主任中医师，教授，硕士生导师，硕士。历任广东省中西医结合学会感染病病专业委员会常委，广东省中医药学会脑病分会常委，广州市防治 SARS 及登革热中医药专家组成员，广州市防治 H1N1 流感中医专家组成员，广州市突发公共卫生事件应急专家委员会成员，国家中医药管理局中医师资格认证中心命审题专家。擅长治疗肝炎（急慢性甲乙肝、丙肝）、肝硬化以及中风等。

一、名家识病

1. 四诊合参，西诊为辅

望、闻、问、切四诊被《难经》称为神圣工巧之术，历来为诸家所重视，是我们打开黑箱的金钥匙。只有通过四诊才能将患者所患病症的各方面资料收集完备；只有通过合参才能最终进行辨病、辨证。然而有些医者自觉或不自觉地妄用西医的诊断来指导中医的辨病辨证，结果往往事与愿违。沈强教授则熟谙四诊，重视望、闻、问、切四诊合参，并以此作为辨病辨证的主要依据，而对西医的诊断如脑电图等仅作为参考。

2. 洞悉主症，精准辨证

中医的优势在辨证，而难处亦在辨证，诚然四诊合参是辨病辨证的基础，然怎样才能日诊百余人而又在诸症纷扰的情况下辨证恰当呢？这就需要有洞悉主症，拨云见日的能力。譬如沈强教授在临证过程中发现抑郁症均有气机郁滞的病因病机，但并非均表现为胸胁胀满疼痛，临床中有相当一部分患者表现为颈项强痛甚则腰背全身疼痛，而西医检查无任何器质性病变者，则颈项强痛即为抑郁症的一个主症。沈强教授在四诊的基础上有取舍有偏重，或重脉轻舌，或重症轻脉，或舌脉并重，务在排除假象，找出主症而做到精准辨证。

二、治疗经验

1.调畅气机，升降相因

大凡抑郁症都有气机郁滞的病因病机，故调畅气机为基本治法。理气有疏肝理气、健脾理气、化湿理气等，临床中要依据辨证采取相应治法。沈强教授在此基础之上，往往着眼于整体气机的条畅，从阴阳升降相因的关系入手，善用柴胡、薄荷、枳壳、牡蛎等一升一降的药物，使其升已而降，降已而升，气郁顿除，气机得畅。

2.善用对药，相辅相成

徐大椿曾曰："用药如用兵"，可见用药之难，用药之巧。用兵之难重在识兵，用药之难亦在识药，若药性不明，怎能用好此"兵"。沈强教授在熟练掌握药物性味、归经、功效的基础上偏爱对药，或选性味相近者以相须为用，如生龙骨、生牡蛎之镇潜安神，柴胡、薄荷之轻清疏肝，藿香、佩兰之芳香宣化等；或选用性味相反者以相反相成，如柴胡、牡蛎一升一降以理气解郁，法夏、麦冬燥湿相济以滋阴祛湿，黄连、生姜寒温并用以散结除痞等。

3.欲施攻补，先安中土

兵法有云："兵马未动，粮草先行"。而开方处药亦是如此，中焦脾胃乃药物作用于人体的第一关，故应首先调理脾胃，令脾胃和则诸脏自和。沈强教授认为抑郁症之初期多由情志不畅、肝失疏泄所致，"见肝之病，当先实脾"，故应在疏肝理气时佐以白术、茯苓、甘草等以健脾和胃；气郁最易化火伤阴，"阴者，中之守也"，故应佐以知母、麦冬等以养阴和胃；况脾胃位居中焦，乃气机升降之枢纽，故应佐以木香、砂仁、枳壳等以运转脾胃，务使中焦安则全身自安。

4. 三因制宜，灵活加减

因时、因地、因人之不同在辨证施治时也应有所不同。天、地、人三者共处一大宇宙中而息息相关，故不应墨守陈方。不知权衡变化，则取效甚难矣。沈强教授在中医辨证基础上，谨守三因制宜之原则，暑湿盛则佐以藿香、佩兰以芳香化之；地处岭南多湿热则佐以黄芩、黄连以苦寒燥之；老人多阴血亏虚则佐以枸杞、桑椹子补之。似此者，在沈强教授方中不胜枚举，由此老师用药之灵活可见一斑。

三、验案举隅

李某，男，24岁，新闻工作者。2008年10月9日初诊。自诉长期失眠、多梦，颈项强痛，咽中如有梗阻，吐之不出咽之不下（3年前西医诊断为慢性咽炎）。近日由于工作任务加重，休息时间减少，诸症加剧，复添寒热往来无定时发作之苦，现以失眠为主诉求医。现症：神情呆钝，反应迟缓，失眠多梦，颈项强痛，咽部不舒，善太息，大便黏滞不爽，小便可，纳差，舌尖偏红，苔白腻，脉弦数。沈强教授诊为邪入少阳，湿阻中焦之郁证，遂以小柴胡汤合半夏厚朴汤加减以和解少阳，化湿和胃，理气解郁。药用：柴胡10g，黄芩15g，法夏10g，薄荷10g，川厚朴15g，生龙骨30g，生牡蛎30g，广木香6g，砂仁10g，茯苓15g，知母20g，麦冬20g，藿香10g，佩兰10g，甘草5g，7剂。每日1剂，水煎，分两次服。16日复诊，患者精神明显好转，自诉诸症皆减，但仍纳食欠佳，查其舌脉已基本恢复正常，惟舌中部残存少许白苔，故原方去生龙骨、知母，加神曲10g、麦芽20g。6剂。每日1剂，水煎，分两次服。22日再诊，诸症皆无。

摘自《湖南中医杂志》2010年第26卷第1期（总第149期）

～ 按 语 ～

　　本案患者素有情致抑郁，痰气结于咽部之病史，且现有情志抑郁、颈项强痛之症，故属郁证无疑。沈强教授论少阳证，但见一证便是，不必悉具，由此不难将此辨为邪在少阳之抑郁症，大便黏滞、苔厚腻为肝郁乘脾，脾失健运之佐证耳。故本为痰气郁结，标为邪伏少阳，标本均不甚急则标本同治，选小柴胡汤合半夏厚朴汤加减甚为合拍。此以辛凉之薄荷代辛温之紫苏，一则不失其宣畅气机之功，二则更取其无温热助火之弊。生龙骨、生牡蛎合柴胡、薄荷以理气安神；知母、麦冬救已伤之阴而兼防诸理气药之燥；木香、砂仁和胃理气化湿；藿香、佩兰专为当令暑湿所设。诸药同施则邪得除，郁得解而神自安。因其神已得安，故先去龙骨之重镇；恐滋腻太过故去知母；舌中白苔故加神曲、麦芽以消食和胃。

张怀亮从肝阳虚论治抑郁症经验

名家简介：全国第五批名老中医张怀亮教授现任河南省眩晕病诊疗中心主任、河南中医药大学第一附属医院博士生导师、脑病医院副院长，是国务院政府特殊津贴专家，出身于五代中医世家，幼承庭训，又先后师从全国著名中风病专家李秀林教授、国医大师张磊教授、全国名中医白长川教授，从事中医脑病临床工作30余年，善于运用中医药治疗神经系统疑难疾病及精神障碍类疾病，在抑郁症的诊治方面，经验尤为丰富。其认为肝阳虚衰、相火不振是抑郁症发生的重要病机，从温振肝阳入手治疗该病，临床效果显著。

一、名家识病

张怀亮教授认为肝阳虚衰、相火不振是抑郁症发生的重要病机，肝阳的生理及病理意义则从肝的升发、疏泄、温煦、养神等方面论述，且抑郁症的精神情绪以及形体功能的变化与人体阳气尤其是心阳和肝阳密切相关。张怀亮教授治疗抑郁症多从肝阳虚论治，从酸补辛泻，体用结合、寒温并施，温下清上而着手，临床仅表现为肝阳虚，而肝血不足的症状不显著时，方用小柴胡汤合桂枝甘草汤；表现为肝阳不足证的同时，往往又形成虚火内扰的征象时，方选乌梅丸。

1.肝阳的生理与病理

历代医家对肝阴、肝血的论述颇多，而对于肝气、肝阳鲜有详细论述，甚至有"肝无阳虚证"之说，此种论述大多受到钱乙"肝为相火，有泄无补"和朱丹溪"肝常有余"思想的影响，认为肝为刚脏，主升主动，肝之疾以升动太过为特点，即便出现肝阳虚证也多以寒凝厥阴、心肾阳虚来解释；或者虽然认可肝虚证的存在，但肝之虚证多由心脾肾亏虚所致，故治疗肝虚，也多从补心脾肾入手，也就取代了肝阳虚证的治疗。近年来，有学者从阳气的角度认识抑郁症的病机，提出阳虚气郁是抑郁症发病的一个重要因素，治疗应从阳论治，以温阳开郁为主要治则。

张怀亮教授认为，"阴阳者，万物之纲纪"，万事万物皆分阴阳，阴阳是贯穿一切事物的两个方面，五脏皆有气血阴阳之分，肝亦不能例外。肝中蕴含肝阴和肝阳，肝阴主濡润，以养筋、舍魂，肝阳主升发、疏泄、温煦，肝阳在气的升发、气机的调畅、情志活动的正常表达方面，发挥着重要的作用。正如《临证指南医案·肝风》所言："肝为风木之脏，因有相火内寄，体阴用阳，其性刚，主动主升"，"体"指肝体、肝血、肝阴，"用"即指肝阳，唯有肝中阳气充沛调匀，方能调畅一身之气机，使藏血有度，神魂各归其宅。临床上肝阳虚衰、相火不振所导致的病证非常多，与抑郁症的发生关系密切。

2.肝阳虚则升发无力

肝为甲木之脏，阳中之少阳，应春生之气，其气主升、主动，肝中阳气充足则气机方能运行畅达，《素问·四气调神大论》云："春三月，此谓发陈。天地俱生，万物以荣……此春气之应，养生之道也。"若肝阳气虚，升发无力，肝中相火不振，不能长养君火，则心火亦虚，神无所持，临床多表现为情绪低落、精神萎靡，该症状以清晨阳气初升之时最为明显，符合抑郁症患者"晨重夜轻"的临床表现。因"肝为将军之官，谋虑出焉"，肝阳气虚亦可表现为犹豫不决，优柔寡断，惊恐胆怯。有学者研究发现，通过增加日照的时长，对于抑郁情绪具有良好的缓解作用，可见阳气对于抑郁症患者的重要意义。

3.肝阳虚则疏泄无权

肝气疏泄依赖于肝中阳气的宣散推动作用，肝阳虚衰则疏泄无力，气机不运则四肢倦怠，懒言少气，胸闷太息，"土得木而达"，木气内郁，脾土壅滞，则饮食无味，食入则满，渐至形体消瘦，大便不调，正如唐容川在《血证论》中所言："木之性主疏泄，食气入胃，全赖肝木之气以疏泄之，而水谷乃化，设肝之清阳不升，则不能疏泄水谷，渗泄中满之证在所不免。"

4.肝阳虚则温煦失司

肝为木脏，内寄相火，"相火由心包而出，循三焦之道通达五脏六腑，四肢百骸，以发挥温煦气化之职，而相火能游行上下内外无阻者，有赖于肝胆疏泄气机之功"。肝中相火不振，温煦失司可致四肢冷、畏风寒、小腹痛、便溏，男性可出现阴囊冷缩，阳事不举，性欲减退，女性可出现不孕，痛经，带下清稀，月经失固而崩漏或冲任虚寒而闭经等。蒲辅周指出肝阳虚可表现为"筋无力，恶风，善惊惕，囊冷，阴湿，不欲食"。

5.肝阳虚则魂不守舍

《灵枢·本神》云："肝藏血，血舍魂。"肝之所以能藏血，在于肝中阳气固摄运化之功，故《黄帝内经》有"阳生阴长，阳杀阴藏"之论。若肝阳虚衰，肝寒不能藏血，血不养魂则魂有所失，可表现为注意力无法集中、思考问题呆滞、失眠、多梦、易醒、噩梦纷纭或自杀念头无法摆脱等失常行为，即《黄帝内经》所说之"魂伤则狂妄不精，不精则不正"。

二、治疗经验

张怀亮教授指出，抑郁症的精神情绪以及形体功能的变化，与人体阳气尤其是心阳和肝阳密切相关，《素问·生气通天论》云："阳气者，精则养神，柔则养筋"，神以阳气为根本，是阳气见之于外的体现，抑郁症之低动力症状是肝中阳气虚馁，不能敷布、宣散、温养、推动的结果，临床单纯应用疏肝理气的方法治疗抑郁症易犯虚虚实实之戒，正如四川名医宋鹭冰所说："肝主疏泄，亦有赖阳气之温煦，疏解之药徒伤元气"。在长期的临证实践过程中，张怀亮教授常从两方面入手治疗本病，收到了良好的效果。

1. 酸补辛泻，体用结合

《素问·脏气法时论》云："肝苦急，急食甘以缓之；肝欲散，急食辛以散之，以辛补之，以酸泻之"，张怀亮教授以白芍、山萸肉、木瓜、枸杞、枣仁之酸以养肝血、补肝体，桂枝、黄芪、附子、吴茱萸、川花椒、细辛、川芎等辛温之药温振肝阳，条达肝木，另合甘麦大枣汤缓肝补气。杜仲、吴茱萸、肉桂、附子、木瓜、乌药、艾叶、五加皮等性温入肝，有温肝散寒的功效，朱良春曾说："肝为刚脏，内寄相火，肝阴肝血为本，肝阳肝气为用，肝阴肝血虽多不足之证，肝阳，肝气亦有用怯之时。其证疲惫乏力，悒悒不乐……肝阳虚可用附子合桂枝、黄芪。"若临床仅表现为肝阳虚，而肝血不足症状不显著时，张怀亮教授喜用小柴胡汤合桂枝甘草汤，以温助相火，疏肝理气。桂枝甘草汤原主治发汗过多损伤心阳所致的心悸，心阳不足，不能御神，而见心神不守、悸动不安，取桂枝温振心肝之阳气，又有条达肝木之功，甘草甘平益气，辛甘化阳气乃生，而火为木之子，子能令母实，心阳振奋则木气亦充，此处用之颇合病机。若患者有烦躁不安，夜寐不宁，加龙骨牡蛎以镇摄心神。张怀亮教授指出，抑郁症患者临床往往虚寒征象明显，故治疗期间，患者若出现咽痛、咽干、口渴等"上火"的现象，是阳气来复、病情向愈的征兆，宜守方治疗，不得应用苦寒药以折阳气。

2. 寒温并施，温下清上

张怀亮教授在长期临床实践中发现，抑郁症病机虽以肝阳虚为多见，但本寒标热、寒热错杂者亦不少见，表现为肝阳不足证的同时，往往又形成虚火内扰的证候，如既出现形寒畏冷、情绪低落、乏力懒言等症状，又伴见心烦、急躁易怒、口苦便干等热盛的表现，从而形成肝寒胆热证、肝寒胃热证、胆热脾寒证等复杂证候。此类病证治疗时不可过温其阳，亦不可过清其热，需寒热兼顾，温清并施，陈士铎在《石室秘录》中曾提到："至于肝为木脏，木生于水，其源从癸，火以木炽，其权挟丁，用热不得远寒，用寒不得废热，古方治肝之药，寒热配用，反佐杂施，职此故也。"张怀亮教授在治疗这类抑郁症时，喜用乌梅丸加减，该方为治肝阳虚相火郁而化热、寒热错杂之方，集攻补兼施、寒热并用于一体，方中桂枝、细辛、花椒、附子、干姜温肝阳，乌梅、当归补肝体，人参益肝气，黄连、黄柏清泻内郁之热，李士懋谓其为治肝阳虚损、气机不畅、相火郁而化热之方。

三、验案举隅

患者，女，49 岁，2015 年 6 月 19 日初诊。以畏寒气短 1 年为主诉前来就诊。1 年前无明显诱因出现说话时气短，气难接续，中午 12 时左右多见，常规心电图、动态心电图提示，窦性心动过速，余未见明显异常，查肺部 CT 亦无明显异常。5 月 20 日曾在河南省人民医院精神心理科行心理测试：HAMD19 分，中度抑郁症状；HAMA：10 分，轻度焦虑症状，临床诊断为抑郁症，拒绝西药治疗。现症见：说话时气短，气难接续，平素畏寒，胸闷太息，心烦急躁，乏力懒言，无阵发烘热汗出，纳可，喜热饮，口中和，眠一般，多梦，二便调。舌质淡红，苔薄白，脉左弦略滑，右脉沉细。张怀亮教授辨证属肝阳不振，气机痞塞，处方：柴胡桂枝汤加减。柴胡 10g，黄芩 12g，半夏 9g，桂枝 10g，炒白芍 10g，生龙骨、生牡蛎各 30g，青皮 10g，炒莱菔子 30g，黄芪 30g，炙甘草 15g，生姜 3 片，大枣 3 枚。10 剂，水煎服，日一剂。2015 年 6 月 29 日二诊：服上方后气短明显减轻，守上方加减继服 30 剂，8 月 18 日心理测试复查，HAMD3 分、HAMA5 分，已降至正常范围内。随访至今未见复发。

摘自《河南中医》2018 年 6 月第 38 卷第 6 期

按 语

该患者除表现为气短外，伴有乏力、懒言、畏寒等阳气不足的征象，考虑到肝阳虚衰、相火不振的因素。中午 12 时为阳气隆盛之时，亦为阴阳之气交接之刻，今阳当旺而不旺，上下之气不相顺接，故见此时气短多发，阳气不能正常生发而郁滞于内，甚者藩炎于上，故见心烦急躁，胸闷太息等。结合舌质脉象，本病的病机为肝阳不振，气机痞塞。治疗时应透过现象看本质，以温振肝阳、和畅枢机，解郁开塞为治法。方选柴胡桂枝汤加青皮破气开结，炒莱菔子合黄芪，升降并施，补泻并用，补而不壅，降而不脱，符合肝木升发之性，故能收效。